U0544865

大樂文化

大樂文化

優渥叢書

熱銷再版

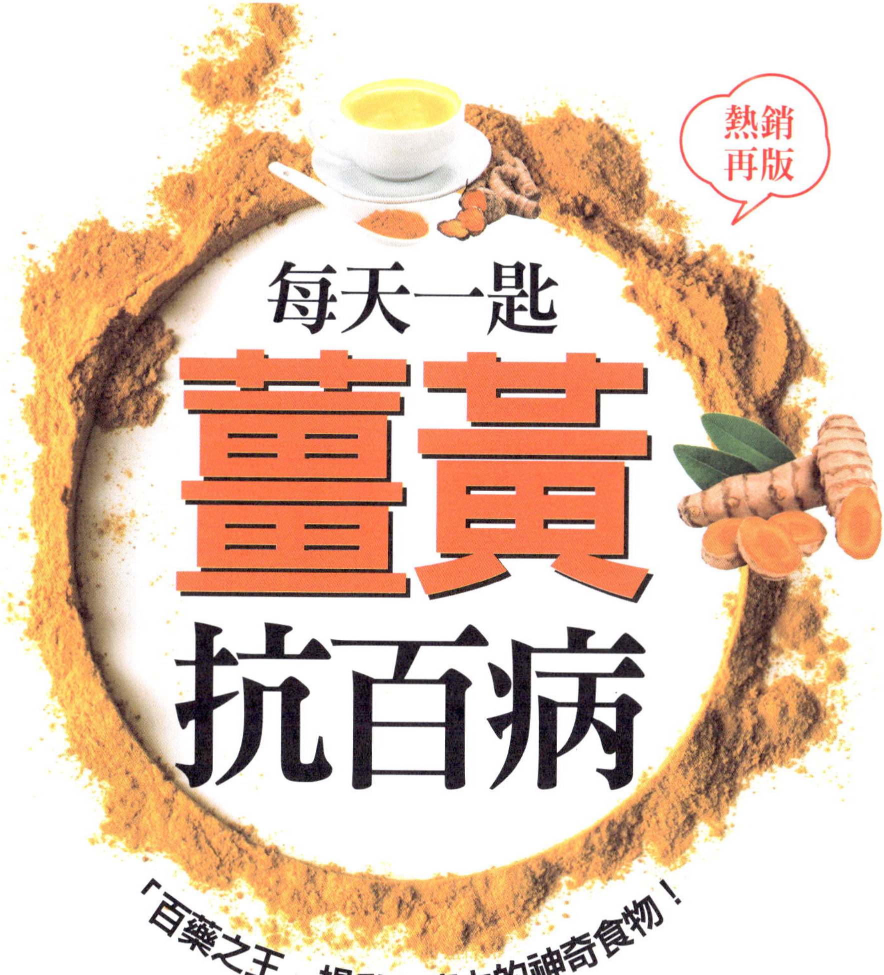

每天一匙

薑黃抗百病

「百藥之王」提升自癒力的神奇食物！

謝瑞裕、詹博恩◎著作
周承俊◎食譜設計、鄭為仁◎監修

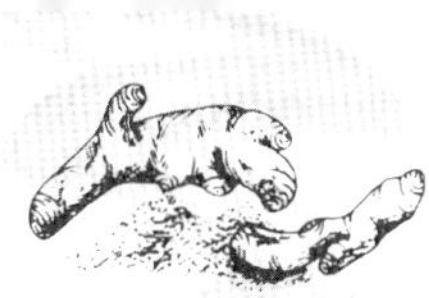

Contents

第4章 薑黃怎麼選、如何用？——一次搞懂眉眉角角 140

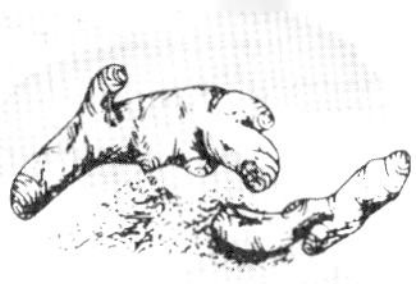

Contents

免責聲明

本書基於關懷民眾健康，盡最大努力提供正確的保健知識供讀者參考。然而，鑑於每個人的年齡、性別、病史等等情況各異，本書中的知識無法取代專業醫師的診斷與建議，讀者若有健康方面的問題，應向專業醫療人士尋求協助。參考本書應用時，請斟酌個人情況，切勿勉強施行。

感謝

前明道大學校長 陳世雄教授

臺北醫學大學生藥學研究所 王靜瓊教授

中國醫藥大學中國藥學暨中藥資源學系 張永勳教授

慈濟大學學士後中醫學系 林宜信教授

順天堂藥廠總經理 莊武璋博士

——具名推薦

謝瑞裕博士出身茶農世家，唸碩士班時參與國家型板藍根計畫，從此對中草藥有機栽培產生興趣。博士論文專研薑黃，為台灣選育出優良品種——紅薑黃，推動紅薑黃產業發展，造福國人，並因此獲台灣十大傑出青年殊榮。

我經常食用薑黃保健，也應用在養蜂，在冬天餵食蜜蜂糖水和蜂糧時，必加入薑黃，使得蜜蜂族群強盛，繁衍迅速，4年之內，繁殖超過80倍，蜂蜜和花粉產量驚人。

預防重於治療，在全球瘟疫流行之際，若能以薑黃提升免疫力，應該是最好的保健之道。瑞裕博士與諸位中醫師以多年累積之獨特經驗，撰寫《每天一匙薑黃抗百病》一書，分享薑黃對人體健康的好處，特別為文推薦。

——**陳世雄**

前明道大學校長

中醫藥在華人文化圈傳承數千年，是生命智慧瑰寶。現今世界備受各種疾病與病毒的威脅，全球都在尋求解決之道，中醫藥是世人寄予希望之所在。在台灣，有四所大學設有中醫學系，其養成教育中，皆包括學習中醫藥及西方醫學，期待患者的生命能夠得到更全面的關照。至於中藥的研究，亦是如此！其中，薑黃在醫界與科學家的努力研究下，它的性質與功效已廣為人所周知，且能對應中醫（師）的辨證，因而能獲得東西方民眾之認可。這本結合醫學、農學與實用三方面，來探討薑黃的書籍，相信可以讓國人對於薑黃有清晰且正確的認識。

——**林宜信**
慈濟大學學士後中醫學系教授
前衛生署中醫藥委員會主任委員

作者序

期待「上帝的恩典」薑黃，能為大家帶來健康幸福的人生！

健康是每個人的夢想與希望。由於重要的親人在年輕時便因癌症過世，因此我自幼心中便有一個心願，希望有朝一日我可以帶給大家健康，讓大家遠離病痛，並能擁有幸福與快樂，所以進入農業領域之後，藥用植物特別吸引著我。大學時，藥用植物便是最拿手的科目之一。

大學畢業時，遇上SARS（嚴重急性呼吸道症候群）病毒爆發，全球疫情拉警報，因此我在攻讀碩士時，被賦予抗病毒中藥種植研究的任務，也開始中藥種植研究這條路，更這樣過了十七年的時間。這期間研究種植過許多中藥植物，其中以薑黃最為成功。不僅成功地在台灣培育紅薑黃，還推動台灣紅薑黃健康產業。

非常感謝全球科學家的共同努力，在這三十年間全力研究薑黃的藥理活性，讓大家能深入瞭解薑黃的好處，並將之應用以促進大眾的健康。我自己本人以及家中許多親戚朋友，在食用薑黃後，身體不對勁的地方都明顯改善，並獲得健康，證明了台灣高品質紅薑黃就如同科學研究報告成果一樣，能夠調整身體機能，並具有許多保健功效。

其實在幾年前，台灣大部分的有機通路或保健通路，都未見銷售保健用的薑黃粉，曾有某大有機通路表示：「不知道薑黃該怎麼賣，所以不賣薑黃粉。」對比之下，今日不少實體通路與網路通路，都在銷售各種薑黃粉與進口薑黃產品，相關廠商多達上百家，可見得薑黃的神奇保健功效已經受到許多社會大眾的肯定，這樣的成果也代表我們在台灣推廣薑黃的成功。

然而，我也經常遇到許多民眾或消費者詢問：「薑黃該怎麼吃？」「有沒有副作用？」「食用過量會不會怎樣？」等等。可見民眾對薑黃知識的需求相當迫切，以致網路上或書籍中開始出現許多與薑黃相關的資訊，但其中不乏錯誤的訊息，可能使得原本可藉由食用薑黃，來保健防病或改善身體狀況的人，卻因此被誤導而喪失修復健康的寶貴機會。

尤其二〇二〇年以來，全球面臨新冠病毒帶來的重大流行病危害，薑黃的詢問度與需求大增，完整且正確的薑黃相關知識更顯得重要。因此，我與鄭為仁醫師、詹博恩醫師、周承俊老師共同執筆本書，分享寶貴的薑黃健康知識，希望這份「上帝的恩典」能夠為各位帶來健康幸福的人生。同時也感謝諸位作者共同完成本書，這是大家一起努力的成果，如果能對大眾有所幫助，將是最令我們高興的事。

謝瑞裕，二〇二〇年九月

薑黃素可能具有潛在治療作用的相關疾病

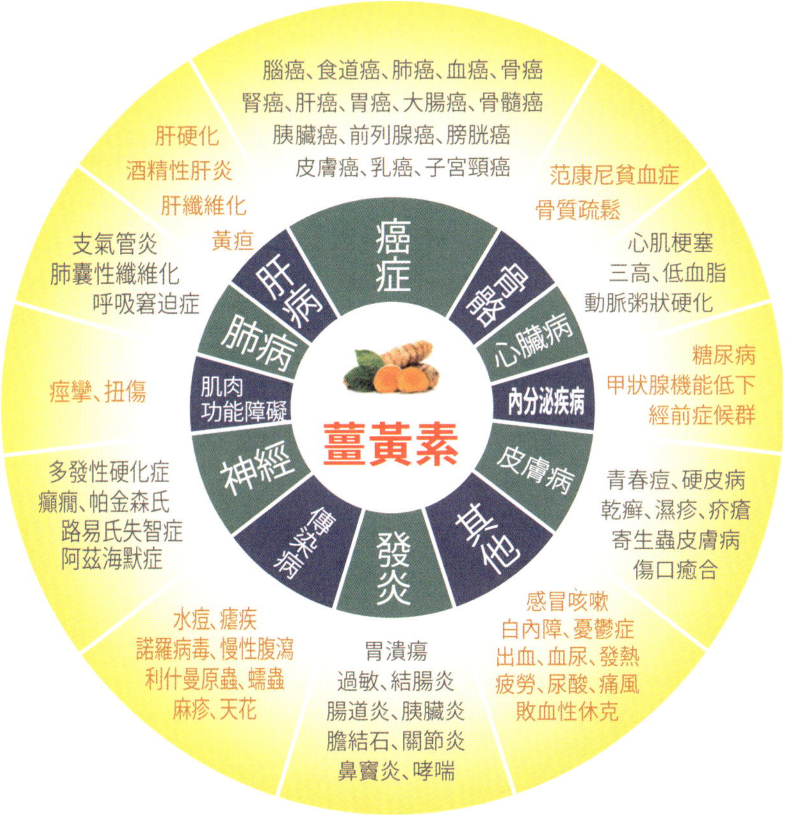
薑黃素
癌症
腦癌、食道癌、肺癌、血癌、骨癌
腎癌、肝癌、胃癌、大腸癌、骨髓癌
胰臟癌、前列腺癌、膀胱癌
皮膚癌、乳癌、子宮頸癌
骨骼
范康尼貧血症
骨質疏鬆
心臟病
心肌梗塞
三高、低血脂
動脈粥狀硬化
內分泌疾病
糖尿病
甲狀腺機能低下
經前症候群
皮膚病
青春痘、硬皮病
乾癬、濕疹、疥瘡
寄生蟲皮膚病
傷口癒合
其他
感冒咳嗽
白內障、憂鬱症
出血、血尿、發熱
疲勞、尿酸、痛風
敗血性休克
發炎
胃潰瘍
過敏、結腸炎
腸道炎、胰臟炎
膽結石、關節炎
鼻竇炎、哮喘
傳染病
水痘、瘧疾
諾羅病毒、慢性腹瀉
利什曼原蟲、蠕蟲
麻疹、天花
神經
多發性硬化症
癲癇、帕金森氏
路易氏失智症
阿茲海默症
肌肉功能障礙
痙攣、扭傷
肺病
支氣管炎
肺囊性纖維化
呼吸窘迫症
肝病
肝硬化
酒精性肝炎
肝纖維化
黃疸

＊參考資料：Bharat B Aggarwal , Kuzhuvelil B Harikumar, Potential therapeutic effects of curcumin, the anti-inflammatory agent, against neurodegenerative, cardiovascular, pulmonary, metabolic, autoimmune and neoplastic diseases, Int J Biochem Cell Biol 2009 Jan;41(1):40-59. doi: 10.1016/j.biocel.2008.06.010. Epub 2008 Jul 9.

前言

「疫」起來關注21世紀超級食物——薑黃

被形容為「21世紀瘟疫」的COVID-19嚴重特殊傳染性肺炎（新冠肺炎）自從二〇一九年底爆發以來，短短數個月在全球造成大流行。截至二〇二〇年九月上旬，全球已有約二千九百萬人確診感染，COVID-19病毒已奪去超過九十二萬人的性命，是致死率高達三．一八%的超級傳染病。

在病毒傳播快速，又尚無疫苗與特效藥物的情況下，臨床上普遍採用提高病患免疫力，讓身體有能力去對抗病毒、繼而戰勝病毒的支持性療法，並嘗試尋求已研發或上市的替代藥物。因此，具有強力抗病毒、抗發炎效果的中藥材——薑黃再度成為熱搜的焦點。

獲美國FDA認可，具抗癌等多種功效

薑黃並非因新冠肺炎爆發才受到注目，它被當作有益健康的超級食物已行之有年，甚至被美國FDA食品藥物管理局認可是普遍安全、沒有使用禁忌，而受到推薦。

為何這幾年薑黃會成為全球最夯的保健食物呢？主要是全球科學家在薑黃素的研究上，已經累積高達三萬五千七百七十一篇報告文獻，與一百八十一個人體臨床實驗，研究證實薑黃所含的薑黃素、薑黃酮與精油等成分，具有抗癌（腫瘤）、抗發炎、抗氧化、保護肝臟與腎臟機能、治療與預防老人痴呆症、治療與改善神經疾病、改善過敏、改善腸胃潰瘍、促進胰島素分泌、降血糖、降血脂、降低膽固醇、促進血液循環、抗菌、預防心血管疾病、調整體質、舒緩經痛、改善關節炎、幫助維持消化道機

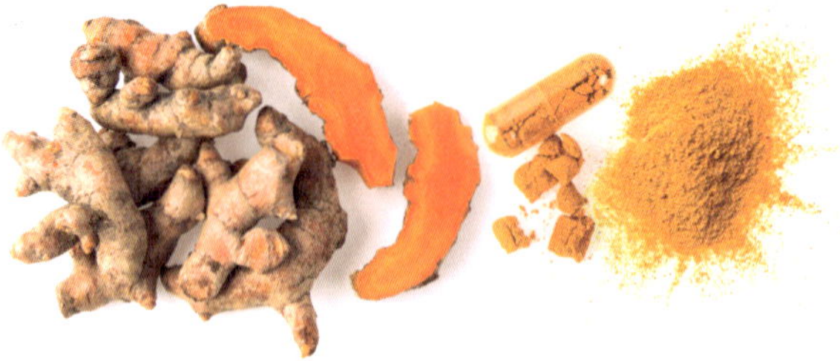

能等多方位的治療與保健功能。光在台灣就有高達三百三十四篇薑黃碩博士論文發表，其中多達一百多篇，是針對十四種癌症如大腸癌、肝癌、肺癌、乳癌及攝護腺癌等進行研究。

研究發現薑黃素有很好的抗癌效果，因為薑黃素可以誘導癌細胞自噬的作用、促使癌細胞凋亡，並且抑制癌細胞生長與形成、抑制癌症細胞基因表現，以及減少癌症細胞血管生長。目前在美國癌症臨床治療上，已經開始使用薑黃來輔助治療，有效提高抗癌效果，而台灣也有癌症門診醫師推薦患者使用薑黃，希望藉此提高癌友的抗癌成功率。

此外，研究也發現薑黃可以提升肝臟的酒精代謝能力，所以薑黃在日本一直是上班族喝酒應酬必備的解酒保健食品。在印度等東南亞國家，薑黃是產婦坐月子的調養聖品，薑黃活血效果可以幫助排除產後惡露，輔助及配合生化湯的使用。薑黃抗發炎效果能減緩產婦哺乳時乳汁淤積造成的乳腺炎，而且有些研究認為薑黃還能幫助母乳分泌。因此，薑黃實在稱得上是「保健養生的居家必備良藥」。

全球薑黃以印度產量最多，台灣薑黃等級最佳

薑黃全球每年產量大約為一百一十萬公噸，以印度薑黃的產量最多，約佔全世界八〇％產量，次之的是中國（八％）、緬甸（四％）、奈及利亞（三％）與孟加拉（三％），再其次則是泰國等東南亞國家及台灣。在全球總產量當中，阿聯酋佔進口量一八％為最大，其次是美國（一一％）、

日本（九％），斯里蘭卡、英國、馬來西亞合計佔一七％，歐洲整體進口量大約為二五％。

位於印度南部泰米爾納德邦（Tamil Nadu）的城市埃羅德（Eroode），是世界上最大的薑黃生產地和最重要的薑黃貿易中心，它也被稱為「黃色城市」，並於二〇一一年取得印度薑黃地理標誌（Geographical Indication，GI）。印度生產的薑黃中，一般薑黃的總薑黃素含量約為三～四％。

由於薑黃素能增強免疫力，並抑制病毒複製與感染活性，二〇二〇年全球處在新冠肺炎的影響下，傳統醫藥的薑黃搜尋熱度再次破表，全球民眾對薑黃的需求更增加許多，造成薑黃價格上漲。由於薑黃品質問題，市售進口薑黃主要做為薑黃素提取原料或香料使用，建議這樣的薑黃必須經過烹煮後才能食用，以提高食用的安全性。

於此同時，有印度藥廠在找尋總薑黃素高達五～七％的可當作藥用的超級薑黃，而印度官方單位也已開始輔導農民種植生產這類超級薑黃。

台灣薑黃的產量雖然不大，但品質十分優異，研究發現台灣的紅薑黃總薑黃素含量可高達七．一％，可以歸在超級薑黃之列。但是，坊間對於台灣本土薑黃的特性，以及各個品種的薑黃，認識與應用並不充分，而利用方式亦與台灣本地飲食等習慣有所距離，實在很可惜！因此，本書特地邀請不同領域的專家，從醫學、農學、食療應用等三方面，完整解說薑黃及其好處。期待這本最適合台灣人的薑黃全書，能讓讀者朋友們在日常生活中，輕鬆獲得薑黃強大的保健功效。

著作

詹博恩

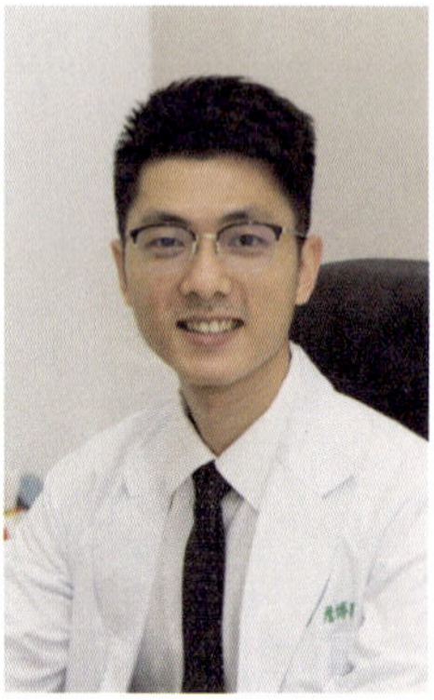

- 長庚大學中西醫學雙主修畢業
- 中華民國中醫師國家考試合格
- 曾任林口長庚醫院中醫部、台北長庚醫院中醫部醫師。
- 曾任慈和中醫診所、醫誠堂中醫診所、軒林中醫診所醫師。
- 現任翰醫堂中醫診所醫師。
- 本書第1、2章醫學內容撰述

著作

謝瑞裕

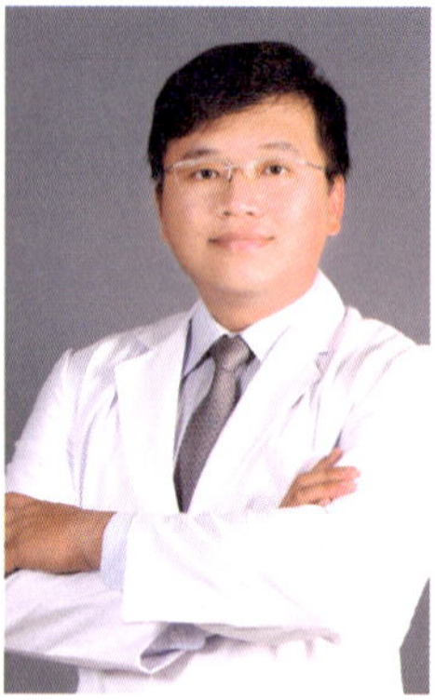

- 中興大學農業暨自然資源學院農藝學系博士
- 在中國醫藥大學、屏東科技大學、南華大學、明道大學，擔任兼任助理教授。
- 獲選台灣第55屆十大傑出青年（農漁環保類）。
- 擔任CGMP中藥廠有機中藥栽培顧問。
- 在南投名間鄉，持續致力於紅薑黃和石斛等中藥GACP栽培與應用研究。
- 本書農學內容撰述

食譜設計

周承俊

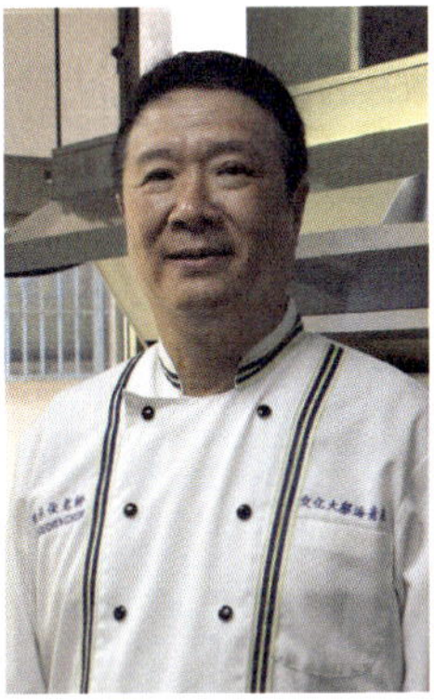

- 曾在實踐大學中餐廚師、養生藥膳調理師培訓班進修。
- 取得大陸成都藥膳與食療培訓班結業。
- 取得北京首都醫科大學中醫藥學院培訓中心營養師、藥膳製作培訓班結業。
- 現為專業食補料理講師，在文化大學海青班一藥膳與養生、中華科大餐飲系，擔任兼任專業，並在臺北市北投、松山、信義、中山、中正、士林、萬華區的社區大學擔任講師。
- 著作有《廚房好養生》、《秋天的養生湯水》、《夏日湯水清涼補》、《補在春天》、《就要這樣補冬》、《四季養生湯水套書》等。
- 本書第5章食譜設計與製作

監修

鄭為仁

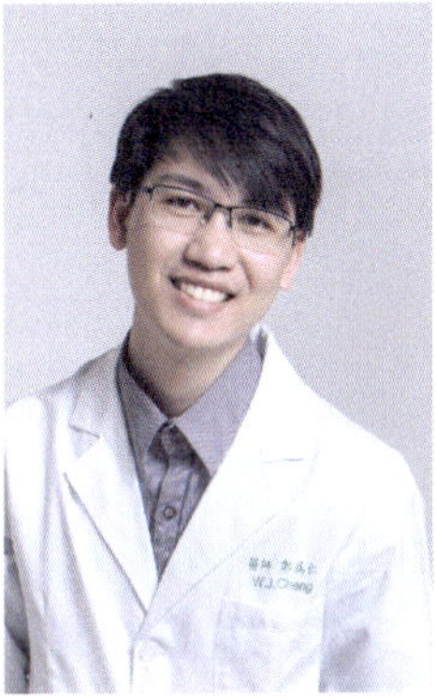

- 長庚大學中醫學系雙主修醫學系畢業
- 長庚大學傳統醫學研究所碩士
- 長庚大學臨床醫學研究所博士
- 中華民國中醫師及西醫師國家考試合格。
- 專攻婦科，目前擔任長庚紀念醫院中醫部副教授級主治醫師。
- 本書第1、2章醫學內容監修

第1章

薑黃是什麼樣的植物？

——認識醫學中的薑黃

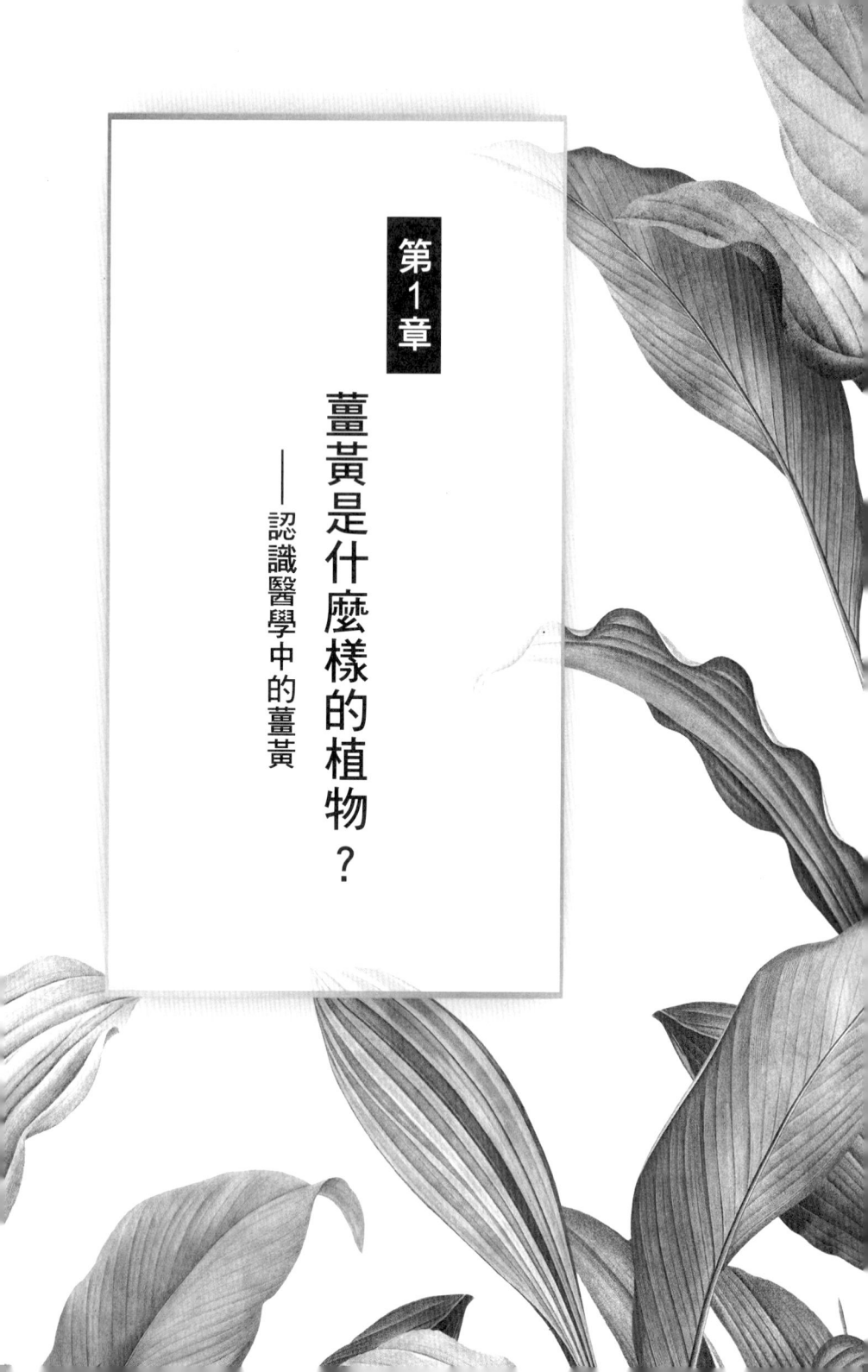

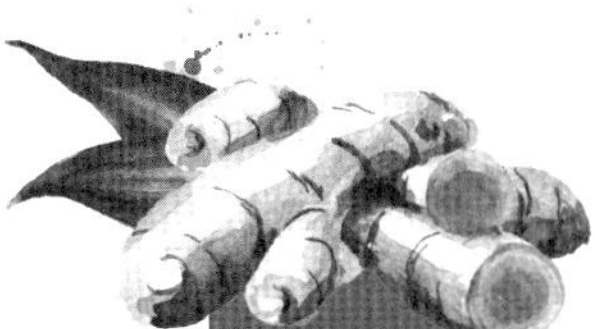

薑黃的起源

薑黃原產在熱帶與亞熱帶地區，目前在亞洲、澳大利亞和南美等地區廣泛種植。薑黃在印度已經使用六千年之久，不僅當作食品也當作藥品，因此薑黃是「藥食同源」最具代表性的植物之一。

根據記載，薑黃於西元前一〇〇〇年即傳到中國，但直到唐朝時（西元七〇〇年）才普遍作為藥用與香料使用。後來在西元八〇〇年時傳到東非，西元一二〇〇年時傳到西非。西元一二八〇年馬可波羅在中國旅行時，對薑黃相當讚賞，深深覺得它與藏紅花非常相似。

薑黃在印度，以及東南亞的孟加拉國、馬來西亞、尼泊爾和泰國等地，

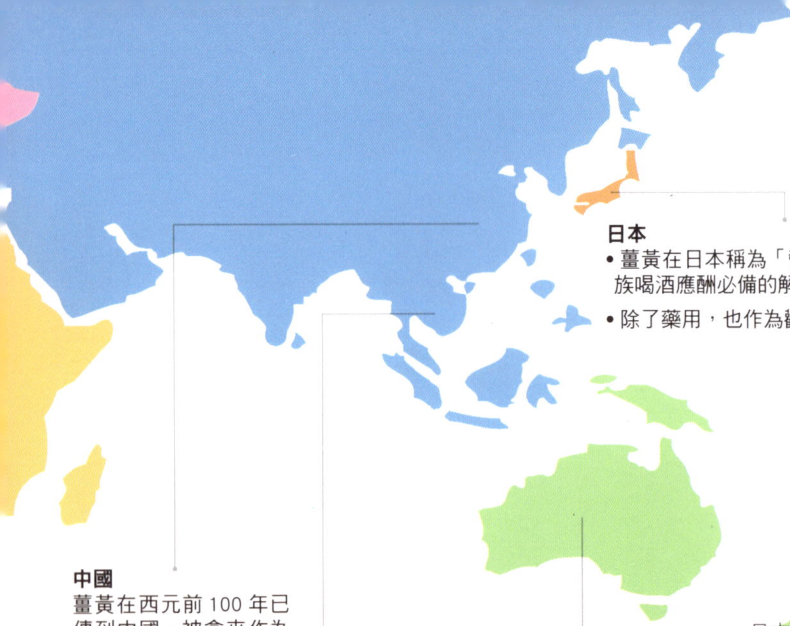

日本

- 薑黃在日本稱為「鬱金」，是上班族喝酒應酬必備的解酒保健食品；
- 除了藥用，也作為觀賞植物。

中國

薑黃在西元前 100 年已傳到中國，被拿來作為中藥材、染料、調味料。

澳洲

- 同樣為保健食品生產大國的澳洲也有許多薑黃產品及品牌；
- 「薑黃拿鐵」、「黃金牛奶」是民眾普遍接受且流行的飲品。

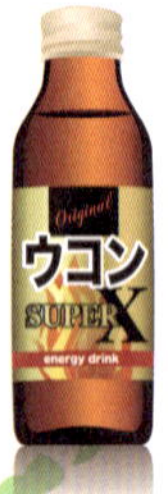

日本以薑黃為原料的解酒液。

東南亞／印度等南亞國家

- 印度最早使用薑黃，在距今 6000 年前即作為醫學及宗教用途，尤其與印度人的日常生活息息相關，被視為吉祥、陽光、好運、純潔與繁榮的象徵；
- 薑黃被普遍作為藥品、香料、染料、調味料、香水、化妝品等原料，以及觀賞植物；
- 在印尼，薑黃飯是婚禮上必備的物品；
- 馬來西亞婦女生產後在下腹部塗薑黃粉，同時塗在新生兒臍帶切口上來避邪，有抗菌消炎效果。

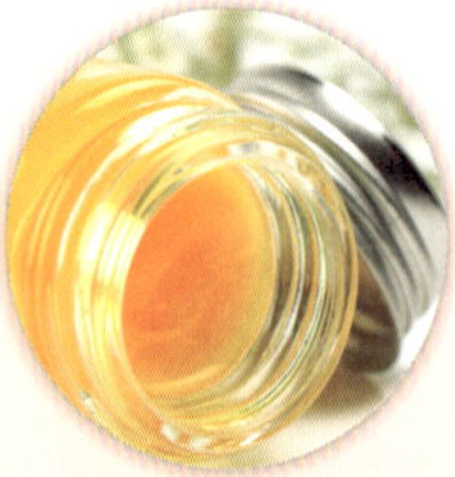

泰國流行的薑黃青草藥膏可作驅蚊、推拿等用途。

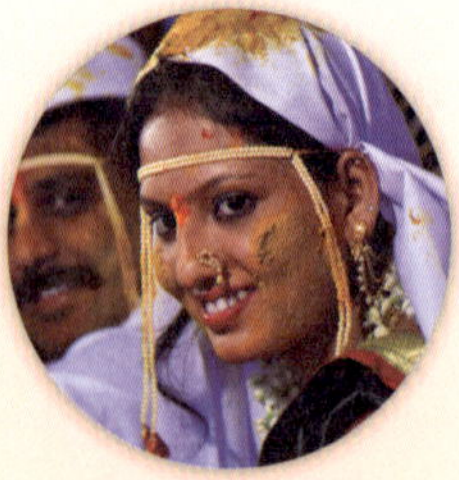

印度婚禮上，為新人塗抹薑黃等物質以為祝福。

薑黃足跡遍及五大洲

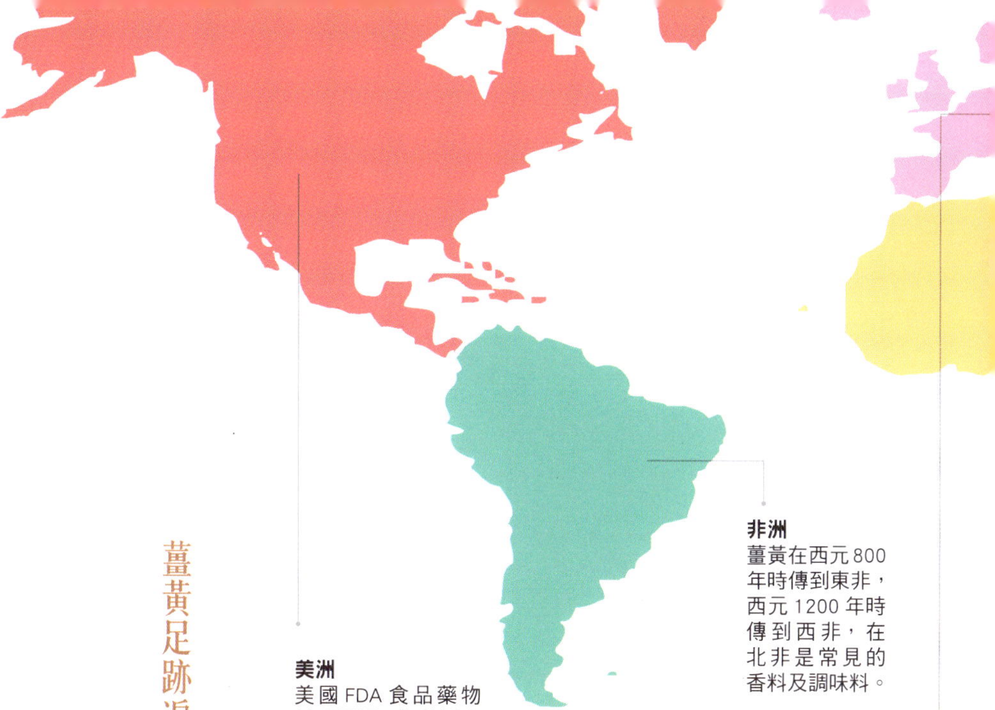

美洲

美國 FDA 食品藥物管理局認可為普遍安全、沒有使用禁忌，成為民眾經常利用的保健食品。

非洲

薑黃在西元 800 年時傳到東非，西元 1200 年時傳到西非，在北非是常見的香料及調味料。

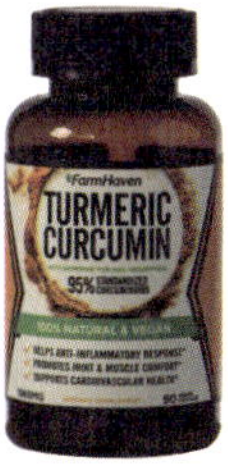

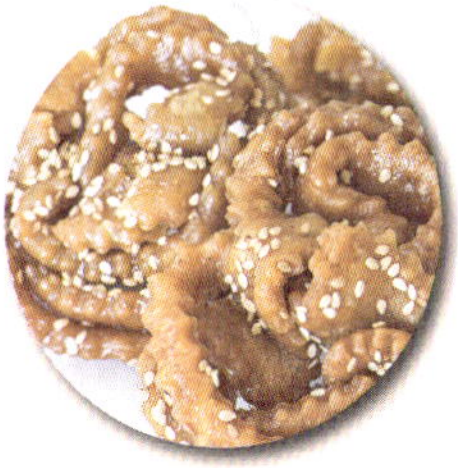

摩洛哥街邊賣的零食 chebakia 也加了薑黃。

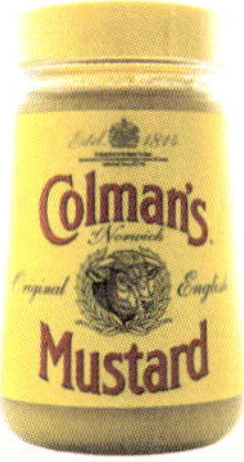

歐洲／中東

- 《聖經》舊約中已有出現薑黃相關的記載；
- 普遍作為食物天然色素使用，例如：添加在糕點、調味乳酪中。

不僅被當作藥品、香料、染料、調味料、香水、化妝品和觀賞植物，更是文化與宗教儀式上重要的一部分。在印度，薑黃被視為是吉祥、陽光、好運、純潔與繁榮的象徵，因此在印度婚禮中，新郎與新娘的親友會用薑黃粉、鷹嘴豆粉和玫瑰水製成的糊狀物，塗抹在新娘與新郎的皮膚上，以表達對新人獻上「祝你好運」的祝福。

再者，印度僧侶的長袍，傳統上採用薑黃進行染色，而在特殊宗教儀式上，薑黃會用來塗抹神聖的神像。印度嬰兒出生後的第一次梳洗，以薑黃牛奶沐浴以象徵平安，新生嬰兒第一次剃頭理髮，也要以薑黃飯宴客。印度往生的亡者則在洗淨後，以薑黃塗抹全身，象徵淨化後能讓往生者順利輪迴。此外，開店的店家會將薑黃水灑在商店門口，以祈求生意興隆。因此，印度生活中的種種都與薑黃有關。

此外，在印度傳統醫學阿育吠陀（Ayurveda）中，薑黃已被應用數千年之久，阿育吠陀的醫生會將牛奶與薑黃及糖熬煮後，用來治療感冒；或將薑黃、石灰和鹽混合後，塗抹在扭傷部位以改善傷勢；或將薑黃與亞麻籽油混合後，用來改善皮膚潰瘍、水痘、帶狀皰疹等皮膚問題。

薑黃主要的特性與功能

根據研究，薑黃已能分離出一百多種成分。其中主要成分為薑黃素（curcumin）、薑黃酮（turmerone）、芳薑黃酮（arturmerone）及薑黃烯（curcumene）、薑黃精油、薑黃多醣等等。

薑黃的指標成分為薑黃素，薑黃素依其化學結構的差異可以分為薑黃素（curcumin）、去甲氧基薑黃素（demethoxy curcumin，DMC）、去二甲氧基薑黃素（didemethoxycurcumin，BDMC）三個成分，合稱為類薑黃素（亦稱總薑黃素，curcuminoids）。

薑黃素屬於多酚類化合物，外觀呈現橘黃色結晶狀。相對於其他天然色素，薑黃素具有熱穩定性好、著色力強等優點，所以已被廣泛做為食品的著色劑。薑黃素在鹼性溶液中呈棕黃色，在酸性溶液中則呈淺黃色。目前薑黃已經是大眾化藥食同源的藥材，且在咖哩食品與飲料加工業上也被廣泛使用。

薑黃並非只有人類才能食用，其實狗、貓、鳥類、家禽、魚類等寵物也都可以吃！在國外，薑黃已是貓犬

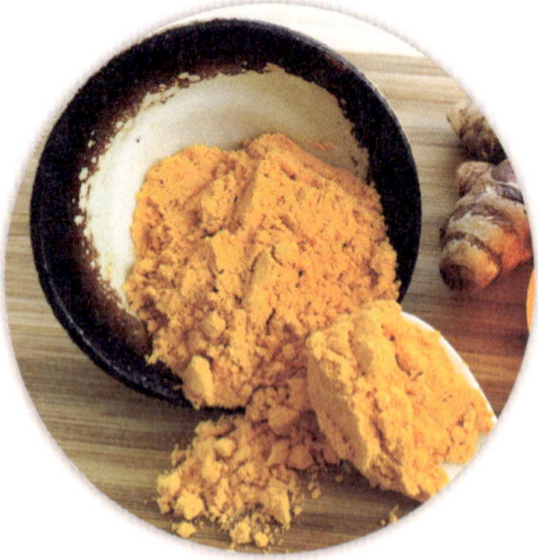

薑黃主要成分

- 薑黃素（curcumin）
  - 薑黃素（curcumin）
  - 去甲氧基薑黃素（demethoxy curcumin，DMC）
  - 去二甲氧基薑黃素（didemethoxycurcumin，BDMC）
  - 合稱「類薑黃素」（總薑黃素，curcuminoids）
- 薑黃酮（turmerone）
- 芳薑黃酮（arturmerone）
- 薑黃烯（curcumene）
- 薑黃精油
- 薑黃多醣……等等

很普遍的保健食品，主要用來改善關節炎問題。

薑黃素的化學式

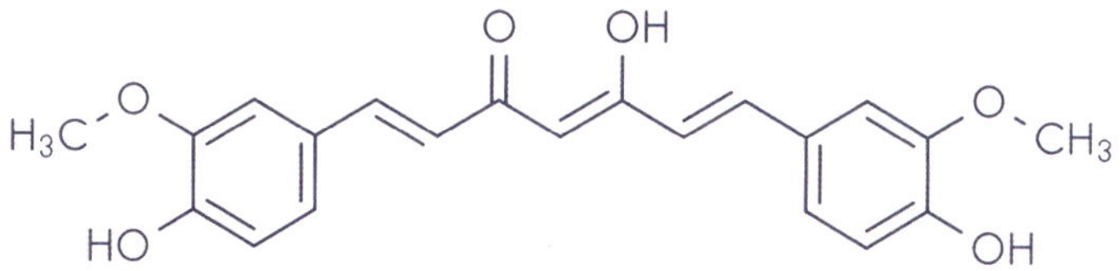

Curcumin $C_{21}H_{20}O_6$

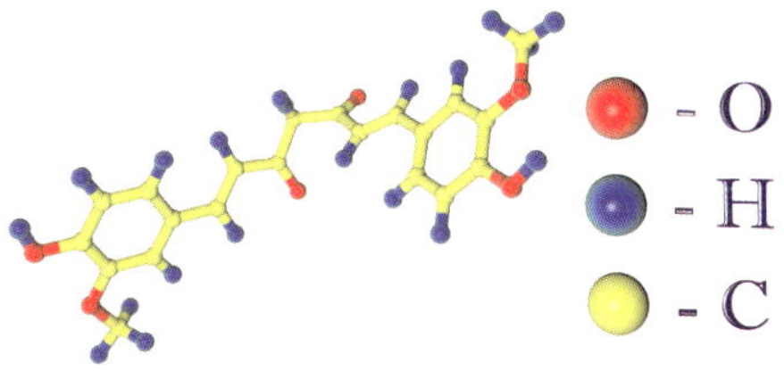

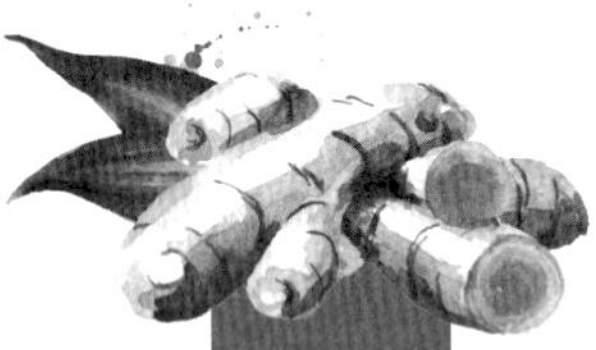

中醫藥的薑黃

根據考證，在中國周朝（西元前七〇〇年前）時，皇帝便會在祭祀與重要宴客場合，使用薑黃製作的酒。由於薑黃酒呈黃色，因此被稱為「黃流」。

薑黃（學名 *Curcuma longa*，薑科 Zingiberaceae，薑黃屬 Curcuma 植物），將根莖乾燥後入藥。它被作為藥材使用，最早是記載在唐朝《新修本草》中，本草記述的薑黃指的是同為薑黃屬的多種植物，一直到清朝《植物名實圖考》才明確定「薑黃」一詞專指薑黃，此後逐漸演化為薑黃的主流物種。

中藥使用的「薑黃屬」藥材有三種，分別為鬱金、薑黃、莪朮。中藥材「薑黃」與「莪朮」是使用根莖的部位，「鬱金」是使用塊根的部位。

薑黃在中藥上屬於行氣活血、通經止痛的藥物，上述三種「薑黃屬」藥材雖然基源相近、性狀相似，但寒熱性味還是有所差別。《本草綱目》記載：「薑黃、鬱金、蒁藥（莪朮）三物，形狀功用皆相近。但鬱金入心治血；而薑黃兼入脾，兼治氣；蒁藥則入肝，兼治氣中之血，為不同爾。」因此，中醫師會根據患者的體質和病症，使用「不同的薑黃」——鬱金苦寒，用以涼血、行氣散瘀；薑黃辛溫，可治經閉、風濕痺痛；莪朮苦溫，則用來活血、消積、行氣止痛。

若將上述三種藥材細分，主要可以分為以下五種：

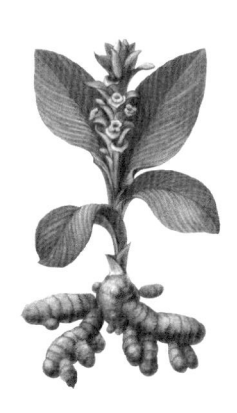

薑黃屬植物的根莖是中藥材「薑黃」或「莪朮」的來源，塊根則是「鬱金」的來源。

蓬莪朮	廣西莪朮
C. phaeocaulis	*C. kwangsiensis*
蓬莪朮、山薑黃、臭屎姜	毛莪朮、桂莪朮
株高約 1-1.8m，根莖圓柱形，肉質，具樟腦般的香味，切面呈淡黃綠色；於根系末端膨大成塊根。	根莖卵球形，長 10-15cm，直徑約 7-10cm，有橫紋狀的節，節上有褐色葉鞘，鮮時內部白色或微帶淡奶黃色。鬚根細長，末端常膨大成近紡錘形塊根；塊根，內部乳白色。
葉直立，葉片中間常有紫紅色條斑，葉背無毛。	葉片綠色，兩面被柔毛。
花下部綠色，頂端紅色。花期：4-6 月。	花序淡綠色，上部淡紅色。花期：5-7 月。
主產於台灣、中國福建、江西、廣東、廣西、四川及雲南等省區；栽培或野生於林蔭下。印度至馬來西亞亦有分佈。	主產於中國廣西、雲南、台灣。栽培或野生於山坡草地及灌木叢中。
根莖，供食品用與藥用，稱為「薑黃」；塊根＊供藥用，稱為「鬱金」。	根莖，供食品用與藥用，稱為「薑黃」；塊根＊供藥用，稱為「鬱金」。
主治氣血凝滯，心腹脹痛，癥瘕，積聚，宿食不消，婦女血瘀經閉，跌打損傷作痛。塊根稱為「綠絲鬱金」，有行氣解鬱，破瘀，止痛的功用。	主治氣血凝滯，心腹脹痛，癥瘕，積聚，宿食不消，婦女血瘀經閉，跌打損傷作痛。塊根稱為「綠絲鬱金」，有行氣解鬱，破瘀，止痛的功用。
根莖含揮發油 1-1.5%。揮發油中主要成分為薑油烯、薑黃酮、薑黃酚、桉葉油醇、薑黃烯、α-水芹烯、倍半萜烯醇、α-樟腦烯及桉油精等成分。	

來自莪朮為的稱「綠絲鬱金」；來自廣西莪朮的則稱「桂鬱金」或「莪苓」。

名稱	薑黃	鬱金	溫鬱金
學名	*C. longa*	*C. aromatica*	*C. wenyujin*
別名	唐本草稱為「鬱金」	唐本草稱為「薑黃」	
特色	株高1-1.8公尺，根莖發達，叢生多分枝，根莖呈橢圓形，切面呈橙黃色，氣味極香；有些根系末端會膨大長成塊根。	株高約1-2公尺，根莖肉質肥大，根莖呈長橢圓形，切面呈黃色，具芳香味；根端膨大呈紡錘狀的塊根。	
葉	葉綠色或黃綠色，葉片兩面光滑無毛。	葉綠色或黃綠色，葉背有毛。	與鬱金不同之處為葉背無毛。
花	花白綠色有粉紅邊，花期：7-9月。	花粉紅色，花期：4-6月。	花期：4-5月。
種植	主產於台灣、中國四川、福建、廣東、廣西及雲南等省區。薑黃喜歡陽光充足的地方，在東亞及東南亞廣泛栽培。	主產於中國東南部至西南部各省區；栽培或野生於林下。台灣、東南亞各地亦有分佈。	栽培於土層深厚、排水良好的沙壤土中。
使用部位	根莖，供食品用與藥用，稱為「薑黃」；塊根＊供藥用，稱為「鬱金」。		根莖，供食品用與藥用，稱為「薑黃」；塊根＊供藥用，稱為「鬱金」。
作用	薑黃色黃入脾兼入肝經，味苦辛，具有行氣活血，通經止痛等功效，能行氣破瘀，通經止痛。主治胸腹脹痛，肩臂痺痛，月經不調，閉經，跌打損傷。又可提取黃色食用染料；所含薑黃素可作分析化學試劑。	具有行氣解鬱，破瘀、止痛的功用，主治胸悶脅痛，胃腹脹痛，黃疸，吐血，尿血，月經不調，癲癇。	能行氣破瘀，通經絡。可用於風濕痺痛，心腹積痛、胸脅疼痛，經閉腹痛，跌打損傷等血瘀氣滯等的症侯，以及月經不調、肝炎、肝硬化、膽囊炎、心絞痛、癲癇、精神分裂症等。研究顯示用於治療子宮頸癌、子宮頸糜爛及多種皮膚病有一定療效。
成分	含薑黃素約1-5%，揮發油約1-5%。油中主要成分為ar-薑黃酮、α-薑黃酮、β-薑黃酮、ar-薑黃烯、α-檀香烯、β-倍半水芹烯、β-月桂烯、檸檬烯、二氫薑黃酮，α-姜烯、龍腦等。	含揮發油約6%，鬱金主要成分為ar-薑黃烯、雪松烯、薑黃酚、1,8-桉葉油醇、倍半萜烯醇、樟腦、莰烯等成分。	根莖揮發油的有效成分為莪朮醇（Curcumol）。

＊註：薑黃與、蓬莪朮、溫鬱金、廣西莪朮的膨大塊根均可作中藥材「鬱金」使用。來自原植物為薑黃的稱「黃絲鬱金」；

薑黃與薑有什麼不同？

在植物分類上，雖然兩者同樣屬於「薑科」，但薑黃是薑科「薑黃屬」，薑則是薑科「薑屬」，是不一樣的植物，功能、特性也不相同。

薑黃屬 Turmeric

薑黃
(學名：*Curcuma longa*)

又稱黃薑，在一些亞洲國家稱作 turmeric 或 kunyit。主成分薑黃素（curcumin）及薑黃精油等成分，研究發現具有醫療保健的效果。

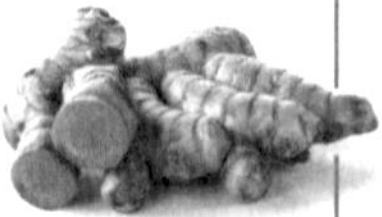

薑屬 Ginger

薑
(學名：*Zingiber officinale*)

有許多種類，如生薑、老薑、乾薑……等，就中醫而言功用各有不同，也與薑黃相異。

老薑

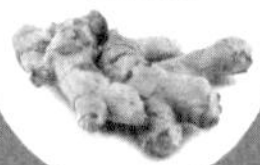

老薑生長時間較長，約 10 個月，肉質較粗，味道辣，且辣味愈強，驅風效果愈大。

乾薑

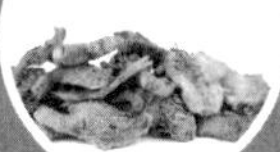

將生薑洗淨切片曬乾或烘乾而成，又叫老薑片。有溫中散寒、溫經止血等攻效。

生薑

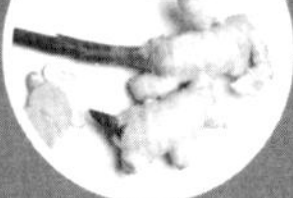

具有發汗、暖胃、驅寒的效果。生長期約 4 個月。

粉薑

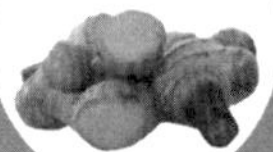

介於老薑和嫩薑之間 生長期約 6 個月，在春天嫩薑產季時放著先不採收，直到夏秋時才出產，老薑產量減少時可作為替代品。屬性溫和，口感較粉。

薑母

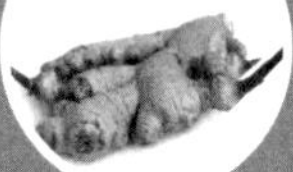

老薑到採收季不挖出，在土裡留到隔年才跟新生的子薑一起出土，這個薑種就是薑母。口感最辛辣，具有活血化瘀功效。

南薑

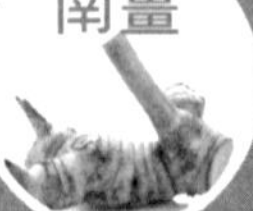

南洋和廣東料理中常用的香料植物，又稱作高良薑、蠻薑，可以溫胃、止痛、祛風、散寒。

凹唇薑

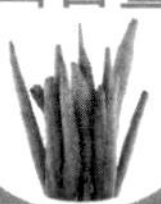

形狀像細長的手指，所以又叫手指薑，是東南亞的藥用植物與香料，可用於治療脹氣、腹瀉和產後進補。

薑黃優異的抗氧化與抗發炎功能，能提升身體自癒力

「抗發炎」與「抗氧化」功能是薑黃的主要特性，薑黃能幫助身體對抗許多疾病，都是源於這二種優異的功能。但是，許多人不太清楚人體的「發炎反應」與「氧化壓力」有什麼不同，兩者的關係又如何，因此我們先就這點來說明。

● 過多自由基造成氧化壓力，使細胞組織受損

氧化壓力

氧化壓力（oxidative stress）是指自由基過多，人體內的抗氧化物被過度耗損，兩者失衡的結果，造成ＤＮＡ鏈斷裂、細胞膜損害等等傷害。

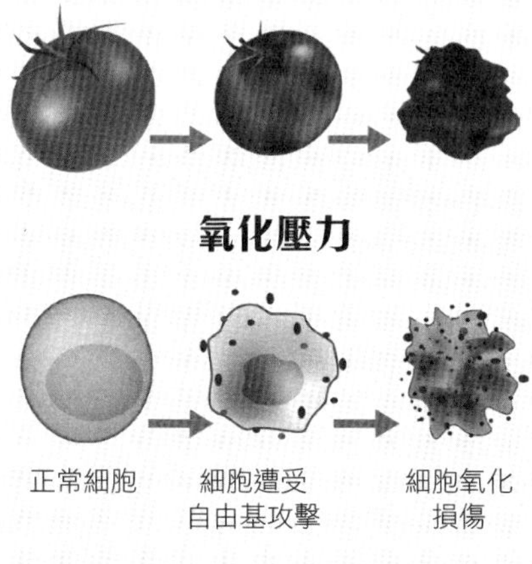

自由基是氧在體內新陳代謝後所產生的物質，它很不穩定、活性很強，會搶奪其他分子的電子來使自己穩定，因此可以和許多物質發生強烈的反應。人體會利用酵素產生自由基來與病原體發生反應，以清除感染源以及被感染的細胞，在正常生理情況下，人體會產生適量的自由基作為預防、抵禦疾病的武器。

氧化還原反應（電子轉移）是人體自然發生的化學變化，自由基會讓細胞的分子物質氧化，氧化會使細胞組織產生傷害，只不過在人體尚能承受的範圍之內，細胞都可以自行清除還原。但如果一下子遭受大量自由基攻擊，例如食品添加物、輻射線、紫外線、抽菸、農藥與汙染物及放射線治療，甚至心理壓力、不正常的生活作息、焦慮等等影響，超過人體正常防禦的範圍，就會產生「自由基連鎖反應」，促使蛋白質、碳水化合物、脂質等細胞基本構成物質遭受氧化（氧化壓力），受到氧化的分子會不穩定，而成為新的自由基，再去氧化其他細胞。細胞來不及修復，不斷地惡性循環的結果，造成細胞大量死亡，而影響並損傷人體的正常功能，加速老化與疾病的發生。因此，加強身體的抗氧化能力，有助於提高清除體內自由基、自我修復細胞的能力。

● 發炎反應是身體面對傷害自然產生的過程

發炎反應是一種細胞的行為，是人體非常重要的防禦機制，也是身體抵禦外來傷害與後

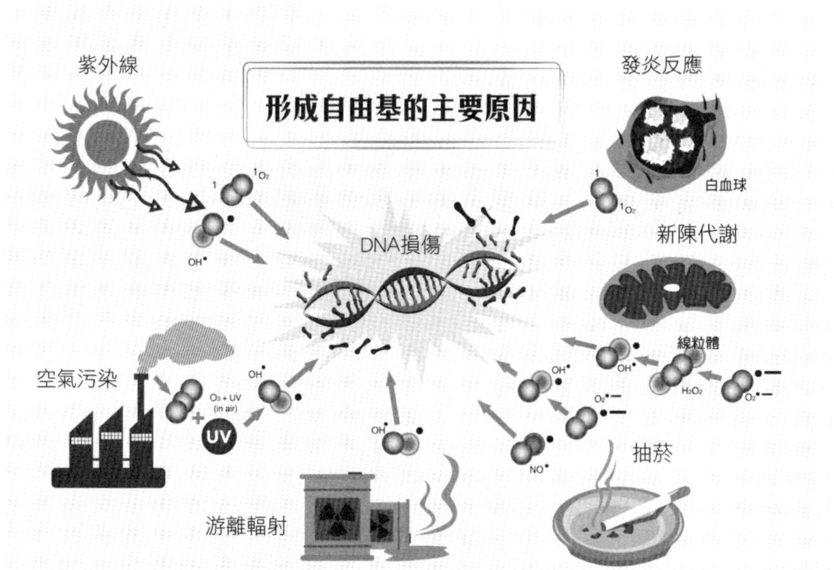

續自我修復過程的重要生理反應。它可分為二個階段，當身體受到損傷的時候（例如感染），內皮細胞和白血球會透過一系列細胞因子來改變受傷部位的細胞環境，使該部位的血液灌流增加，將傷害人體的物質清除後，再將負責修復的細胞及物質輸送過來。也就是說，發炎反應是細胞受損之後產生的修復過程，主要目的在於恢復細胞與正常組織的功能。

我們通常會將身體的氧化作用和發炎反應同時一併討論，那是因

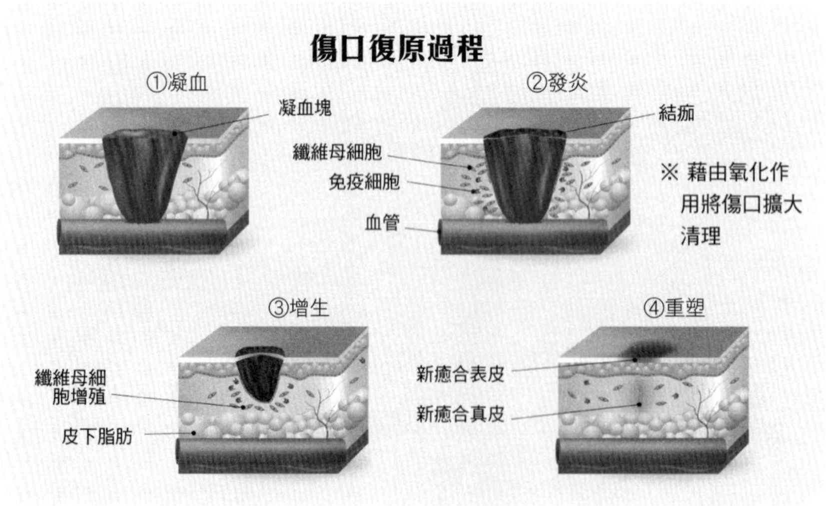

為在這個過程中同時會產生破壞，在整個發炎反應的過程中會牽涉到氧化作用。

我們如果以皮膚受傷、細菌感染來舉例，發炎反應在第一個階段，受到傷害的細胞會釋放細胞因子，誘導人體各種免疫細胞聚集在患部以清除細菌，在清除過程中會傷害一部分正常的組織，而產生更大的發炎反應，並且將傷害擴大，（可以想像在根管治療時，必須先把患部挖開）以確定病原體或傷害都完全清除了，再進入第二階段的修復過程。所以當受傷時，會發現傷口會先變大，產生紅、熱、腫、痛以及暫時失去功能等現象，然後再縮小，並長出新的組織。

那麼細胞要如何產生發炎反應、將傷口擴大清理呢？這時便要借助氧化（破壞）的作用，也就是產生氧化反應去破壞入侵體內的細菌。研究發現，若是第一階段的發炎反應不足，第二階段的修復效果也會變差，兩者有連續機制。

為什麼「抗發炎」與「抗氧化」對人體很重要？

既然發炎不是全然只有壞處，那麼我們還需要抗發炎嗎？答案是「需要」，因為通常許多疾病都是由持續、過度的發炎所引起的。在發炎反應的防禦階段，借助氧化反應來破壞細菌時，是針對周圍的組織去攻擊，不僅會破壞細菌，其他組織也會受損，必須等下個階段再來修復。因此抗氧化、抗發炎功能便能減少過度發炎的狀況。

目前對國人（尤其是年長者）健康威脅最大、最常見的疾病就是癌症、腦中風與心血管阻塞。常聽人說，如果在五、六十歲時沒有發生中風、心肌梗塞或罹患癌症，便很有可能長命百歲。而薑黃的抗氧化、抗發炎功能有助於降低血脂、控制血糖、減少發炎引起的心血管粥狀動脈硬化與中風的發生機率，可以長期作為身體日常保養、養生延年的保健品。

●薑黃長期使用也不會產生抗藥性

為了殺死細菌或使細菌停止繁殖，現代醫學會使用抗生素治療細菌感染。然而，抗生素過度使用或預防性投藥的結果，會容易使細菌產生具有抗藥性的菌株，成為超級細菌，萬一受到這類細菌感染時，使用特定的抗生素將無法殺死細菌或阻止細菌繁殖，相當的危險！

而薑黃是長久以來用於抗菌的藥草，其抗菌力較弱且其抑菌的作用是多靶點的，因此被認為較不容易產生抗藥性的菌株。此外，薑黃有很好的抗氧化、抗發炎能力，可以減緩過度發炎的傷害；雖然相較抗生素而言，它的殺菌作用沒那麼強，但當身體受感染時，以薑黃搭配現代的抗生素或清熱解毒的中藥，仍有加強其他藥物抗菌作用的效果，並有益於身體治療與修復。

● 薑黃可以幫助人體增強免疫力

前面提到薑黃具有抗氧化及抗發炎功能，有助於清除自由基，避免發炎反應造成正常細胞大量的死亡，並維持身體正常機能。已有研究證實薑黃可以有效抑制病毒的活性，增強人體的免疫能力。

免疫力是指人體對抗病毒、細菌的天然防禦力，提高免疫力能降低人體生病的機率。這也是為何在二〇二〇年全世界民眾都受到新冠肺炎病毒（COVID-19）侵襲的時刻，世界許多專家學者都建議民眾多食用薑黃，因為它有助於：

①改善病毒感染引發的呼吸道症狀

人體感染病毒時，可能導致發燒、喉嚨痛、咳嗽、支氣管發炎，嚴重甚至產生肺炎或呼吸困難。這與免疫系統過度反應有關，並可能導致肺部組織受損。薑黃具有抗發炎功效，可以減緩病毒感染產生發炎反應造成的傷害，有助於緩解免疫細胞過度反應，有效改善發炎反應或緩解黏膜充血，避免呼吸道受到過度傷害，進而改善呼吸道不適的症狀。

②抑制病毒增生

薑黃能夠偕同人體免疫細胞的作用，抑制病毒複製與感染，有效降低病毒數量，減輕病毒對於人體正常組織的傷害，以縮短病程並減輕感染對於人體的影響。

③增強免疫力

薑黃素透過抗氧化、抗發炎、抑菌以及抗病毒的作用，有助於增強人體免疫力，使人體免於受外來病原體的侵擾。

第2章

吃薑黃，好事多！

——薑黃就是這麼棒！

如前一章所說，由於薑黃具有優異抗氧化與抗發炎功能，加上容易代謝、不具有抗藥性的特性，即使吃多了也不會對身體造成負擔，所以在印度阿育吠陀（Ayurveda）傳統醫學和一般人的生活中被廣泛地使用，也是中國、台灣、韓國、日本傳統醫學普遍運用的藥材，以及西方常見的保健食品成分。

由於利用的人數多，各種人的身體虛弱或出狀況的地方，因薑黃促進細胞修復，而使健康改善或症狀緩解的實證也不少。

以中醫來說，由於薑黃具有「味辛、苦，性溫，能入人體脾、肝經；有破血行氣、通經止痛、活血化瘀之效」的特性，在婦科、傷科等科別的處方中更為常見，並且對於因血瘀氣滯、血液循環不順暢而引起的心、腹、胸、脅肋部疼痛，以及改善月經種種問題、降血糖、舒緩風濕、肩臂疼痛等等，乃至對於情志不暢的患者（指氣悶在胸中，例如：情緒憂鬱、經前煩躁胸悶），都有一定程度的幫助。

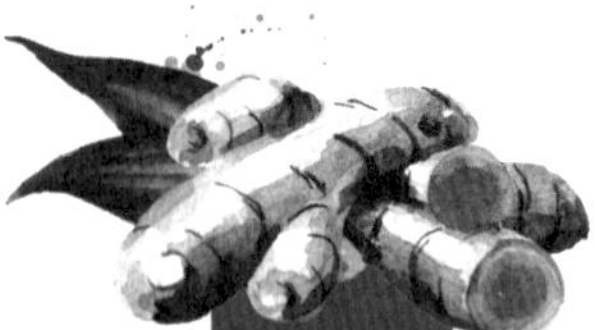

薑黃可以帶給身體哪些好處？

抗氧化

薑黃是天然的抗氧化劑，幫助對抗老化與疾病

正如同前一章談到的，身體內有過多的氧化壓力不平衡時產生的自由基，是使人體加速老化、退化與誘發疾病的原因，相對地，抗氧化劑就是能去除自由基的物質。

薑黃中的薑黃素（Curcumin）能減少體內的自由基，保護細胞組織免於受到自由基氧化而損害。薑黃素的結構本身就是一種抗氧化劑，在經過腸道上皮細胞吸收後，會轉換為比薑黃素更具抗氧化性的四氫薑黃素。透過細胞實驗就證明，薑黃素具有強大的抗氧化能力，而且能促進體內其他抗氧化劑的合成，產生保護細胞、抵抗氧化壓力的功能。

抗發炎　薑黃能能降低促發炎因子，減少過度發炎反應

發炎反應分為急性與慢性發炎。當身體受傷或是被病菌等侵害的時候，初步的反應是急性發炎，免疫細胞會立即調派白血球等免疫大軍來防禦，等症狀解除之後，發

抗氧化劑與自由基的關係

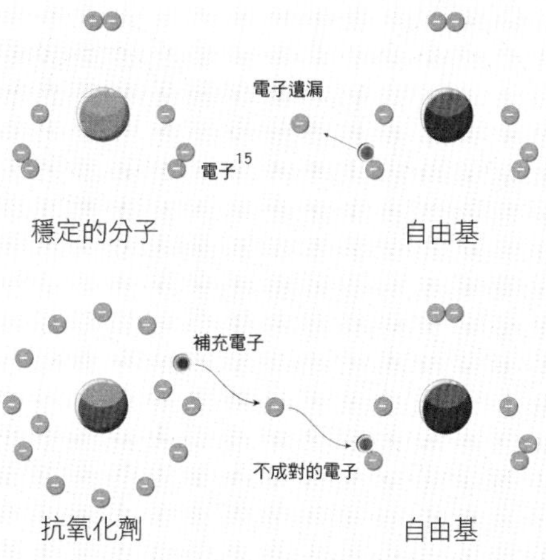

在氧化壓力下產生自由基，自由基因缺少電子而呈不穩定狀態，會搶正常分子的電子來使自己達到平衡，使細胞崩壞

抗氧化劑貢獻自己的電子給自由基，讓缺失電子的自由基達到平衡狀態，而還原中和自由基對細胞的傷害

炎反應就會消退。但是，如果免疫細胞仍然不斷釋出發炎物質，使身體持續處於發炎狀態，就會變成慢性發炎，使身體細胞及組織等受到損傷。目前已經有愈來愈多研究顯示，慢性發炎是引起許多慢性疾病（例如：心血管疾病、阿茲海默症、癌症等）的原因。

發炎過程與多種「促發炎」（Proinflammatory cytokine）及「抗發炎」（Anti-inflammatory cytokines）因子息息相關，許多動物及細胞

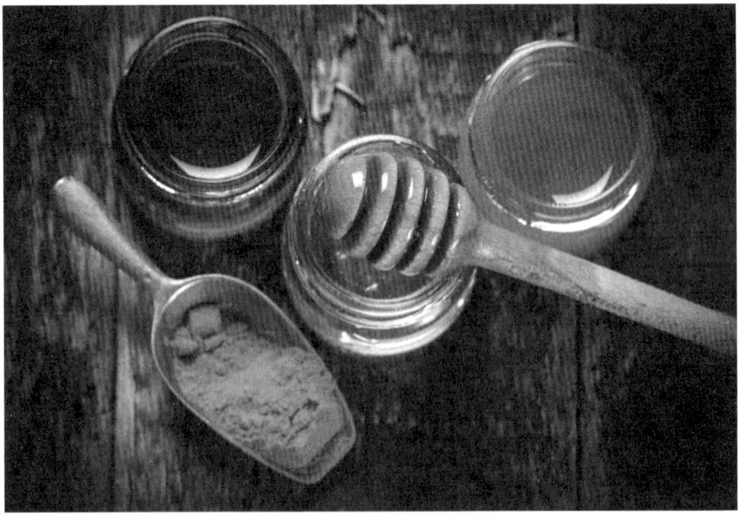

印度傳統療法將薑黃與蜂蜜的混合物視為天然抗生素，是普遍且簡單方便的利用方法。

研究發現，口服薑黃素類化合物對於降低促發炎因子有顯著的效果。另外，薑黃素也被證實能抑制COX－2這種活化前列腺素來啟動發炎反應的重要酵素，來達到抗發炎的功效。

抗菌、殺菌

可利用光照射增強薑黃抗菌效果

薑黃素在體外研究中被發現，對膽囊炎中出現的許多微生物的生長能有抑制的作用。若是

急性發炎與慢性發炎

若發炎反應持續 7-10 天之後產生抗體，引起更多的免疫反應，使得發炎反應持續進行，變為慢性發炎，組織因而受到破壞，產生纖維化、壞死、癌化等結果。

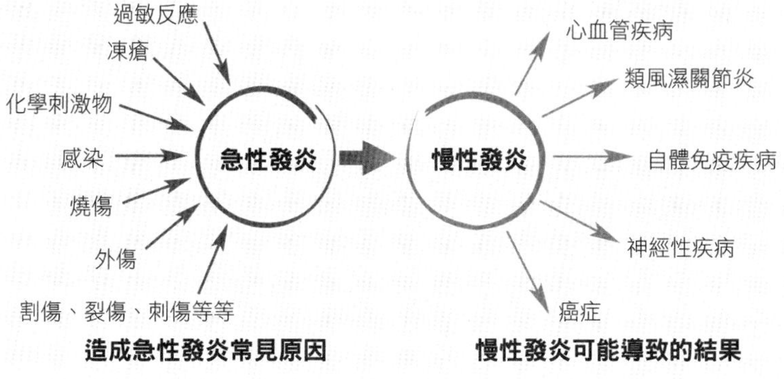

造成急性發炎常見原因　　慢性發炎可能導致的結果

將薑黃素經過特定波長的光照射之後，就能產生很強的光毒性反應，使本來殺菌效果沒那麼強的薑黃素能因為產生光毒性而增強效果，薑黃素的光毒性只有在有氧氣的環境下才能產生。

另一方面，在印度傳統阿育吠陀療法中，會將分別具有抗菌與防病效果的薑黃與蜂蜜合成，作為天然的抗生素使用。

抗癌、防癌

薑黃素能透過多種方式抑制惡性腫瘤生長

癌症是台灣十大死因之首，根據衛生福利部的數據顯示，民國一一三年癌症死亡人數已超過五萬，占所有死亡人數二六．八％，比前一年下降二％。其中癌症的發生多集中於五十五歲以上族群，高達八七％。

癌症是人體內的細胞因為基因、感染、攝取致癌物或其他因素而突變，使得本來控制細胞分裂增殖或汰換的機制失常，造成這團細胞異常的增生、變大。除了失控的增生之外，癌細胞也會藉由發炎反應造成血管增生的機制，發展出能夠供應自身營養的管道，來滿足癌細胞不斷分裂增殖所需要的養分。癌變的細胞也常常會發展出阻抗細胞凋亡的方法，甚至出現能夠抵抗免疫系統的方式，來躲過人體試圖去除這些異常細胞的機制。變大的惡性腫瘤還會局部入侵擴散到周遭正常的組織，甚至透過體內循環系統或淋巴系統來轉移到身體其他部位。

●阻斷癌細胞供養系統，餓死癌細胞

從眾多的實驗發現，薑黃素能透過多種方式來抑制惡性腫瘤生長，因而被應用在許多癌症的研究當中。首先，薑黃素透過調節某些細胞因子來避免血管內皮生長因子（VEGF）的合成，來抑制腫瘤內的血管新生。同時，薑黃素也如前面所說的，具有抗發炎的機轉，能抑制COX－2等促發炎

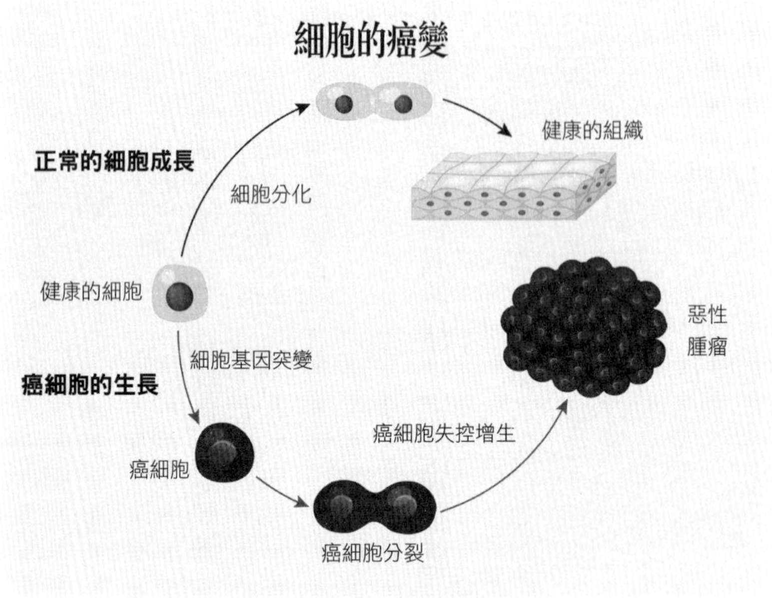
細胞的癌變
正常的細胞成長
細胞分化
健康的組織
健康的細胞
細胞基因突變
癌細胞的生長
惡性
腫瘤
癌細胞失控增生
癌細胞
癌細胞分裂

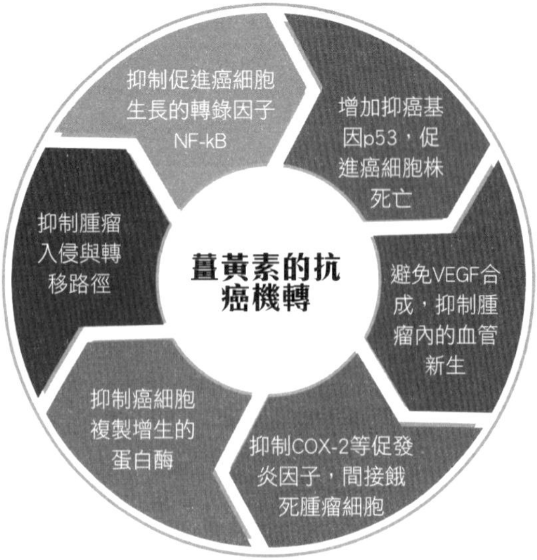
薑黃素的抗
癌機轉
抑制促進癌細胞
生長的轉錄因子
NF-kB
增加抑癌基
因p53，促
進癌細胞株
死亡
避免VEGF合
成，抑制腫
瘤內的血管
新生
抑制COX-2等促發
炎因子，間接餓
死腫瘤細胞
抑制癌細胞
複製增生的
蛋白酶
抑制腫瘤
入侵與轉
移路徑

因子，使腫瘤無法藉發炎反應來改變組織環境，進而發展養分供應系統，間接將腫瘤細胞餓死。

另外，細胞實驗中發現，薑黃素會增加抑癌基因p53的表現，促進動物及人類癌症細胞株死亡。動物實驗也發現，薑黃素對於預防大腸癌發生方面，有著很強的效果。也有研究將薑黃素應用在外用藥上，在皮膚癌促進期的病變處塗上薑黃素，發現它能抑制皮膚癌發作。

綜合上述及眾多的研究都發現，薑黃素對於防癌、抗癌都具有很大的潛力，然而目前的研究僅少數是人體實驗，大多仍在細胞模型及動物實驗階段。薑黃素在不同劑量上對人類癌症的效果仍須深入探討，且也有出現薑黃素可能會對人體造成不良反應的研究報告，在服用上需要小心謹慎。儘管如此，不少癌友實際使用薑黃後狀況有所改善，口耳相傳的結果也讓薑黃在抗癌、防癌方面受到注目，因此薑黃素仍是抗癌領域值得令人期待的明日之星。

試過薑黃的朋友這樣說

●年約三十，罹患淋巴腫瘤的J小姐

向來十分注重身體健康的J小姐，某天突然發現頭部有異物突起，而且異物幾乎有乒乓球這麼大，到醫院檢查結果發現是淋巴腫瘤。由於腫瘤不小，便開刀動手術移除惡性腫瘤，但因為體質的緣故無法進行化療，後來嘗試每天空腹配白開水吃三次台灣的紅薑黃，每次二公克。手術至今三年了，感覺身體很健康，精神與體力也恢復得很好。

●六十多歲的M女士，罹患子宮內膜癌及乳癌第三期末

M女士罹患子宮內膜癌一期，隔年又驗出三陰性乳癌第三期末，根據研究指出三陰性乳癌是乳癌中最可怕的一種類型。M女士除了乖乖遵照醫師指示治療，另方面也體認醫生只能治病，而身體健康的修復與調養必須要靠自己。做化療的時候，M女士會將台灣的紅薑黃含在嘴裡，沒想到化療造成的口腔黏膜破損很快就癒合了；化療期間嚴重嘔吐、甚至吐到有血絲，也是靠紅薑黃來保健與修護。此外，由於她長期茹素，有低血紅素問題，但化療期間持續食用紅薑黃，結果血紅素一直都符合標準。

M女士罹癌至今每天食用紅薑黃，經過七年，M女士身上已經沒有驗出癌細胞了！現在她還是繼續吃紅薑黃作為日常保健。

●七十多歲的台灣阿嬤，罹患肝癌

這位阿嬤原本就有肝炎問題，後來演變成肝腫瘤。由於年事已高，阿嬤做手術治療後，由於干擾素治療對她產生很大副作用，因此家人不願再用其他化療來折磨她的身體。但同時家人積極尋找可以幫阿嬤修復身體的方法。後來阿嬤開始每天吃台灣的紅薑黃二次，每次二公克，手術後已將近八年了，阿嬤目前八十三歲身體很健康硬朗！每次回醫院定期檢查時，醫生說現在她的肝臟、心臟、腎臟功能提升許多，她都開心地跟醫生說：「我每天都在吃紅薑黃啦！」

● 六十多歲的X先生，淋巴癌末期

常年保持運動習慣的X先生，沒想到卻檢查出淋巴癌時已經是末期，經過化學治療控制癌細胞之後，醫生建議他再繼續進行標靶治療，但由於治療費用相當昂貴，所以他決定不再花錢治療，同時試著每天食用台灣的紅薑黃，癌症指數經治療後下降，未有復發的情形，而且食慾大開，體力也變好了！罹癌後生活品質因此改善很多！現在他還是持續每天吃紅薑黃，希望靠薑黃與運動和健康飲食，能夠逐漸恢復健康！

心血管疾病

薑黃有助於減少低密度脂蛋白，降低心血管疾病風險

在最新公布的民國一一三年度國人十大死因當中，心臟疾病、腦血管疾病分居第二及第四位，若再加上排名第六的高血壓性疾病，死亡率高達二二．一%，也就是說，每五個人當中就有一人因血管問題而死亡。

高血脂是心血管疾病的頭號殺手，同時也與腦中風、高血壓的成因息息相關。現代人由於飲食習慣不當，高油、高膽固醇、高飽和脂肪酸類的食物攝取過多，再加上課業或工作壓力大，運動量又不足，肥胖成為令許多人煩惱的問題。有一些人或許外表看起來不算胖，但是血脂卻可能高得嚇人。

高血脂常見的特徵是總膽固醇升高、三酸甘油酯升高、低密度脂蛋白升高，以及高密度脂蛋白降低。其中，低密度脂蛋白通常被視為不好的膽

固醇，但其實低密度脂蛋白也是血液中重要的運輸蛋白之一，只是有時候血液中太小顆的低密度脂蛋白容易困在血管內壁被氧化，造成血管內壁發炎，如果體內同時缺乏抗氧化維生素，那麼有機會導致粥狀動脈硬化，造成心血管疾病等等；反觀高密度脂蛋白，它能將被氧化或造成血管內皮發炎的血脂清出來，扮演血管清道夫的角色，因此醫生才會建議應該提高血液中的高密度脂蛋白。

高密度脂蛋白與低密度脂蛋白

也就是俗稱的「好膽固醇」與「壞膽固醇」。

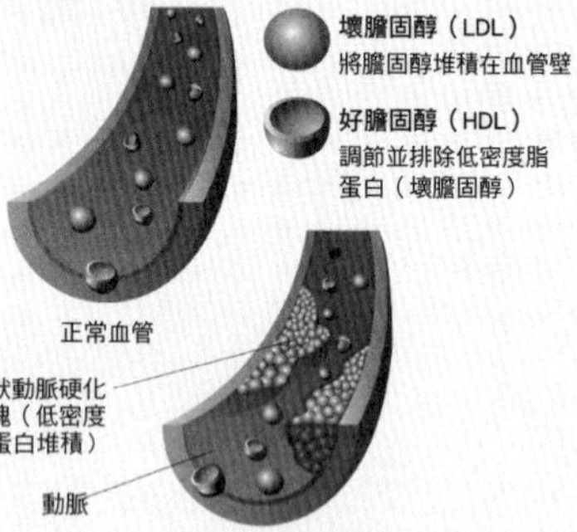

低密度脂蛋白堆積在血管內壁被氧化，造成血管內壁發炎，可能導致粥狀動脈硬化。

膽固醇的來源

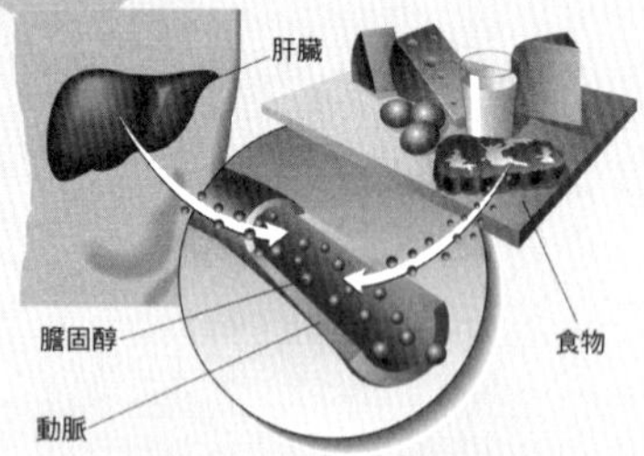

人體中的膽固醇70-80%是由肝臟或小腸細胞合成的，剩下的20-30%才來自食物。影響血液中膽固醇含量最主要的是「飽和脂肪酸」，像是高動物性油脂、奶精等等。蔬菜的水溶性纖維以及薑黃都有助於減少肝臟自行合成膽固醇。

●血管硬化不可逆！日常保養很重要

目前研究仍顯示血管硬化是不可逆的！高血脂症在初期沒有症狀，很容易被忽略而長期累積成疾，因此平時的預防保養就顯得十分重要。透過文獻整合分析的研究證明，食用薑黃類化合物能有效地降低血清中的三酸甘油酯，同時增加高密度脂蛋白。台灣也有學者透過動物實驗證實，台灣生產的紅薑黃可以顯著降低三酸甘油酯與抑制小鼠體脂肪的生成。

薑黃素降血脂的機轉在於：強化抗氧化活性酵素、抑制脂肪的過氧化作用，降低血脂在

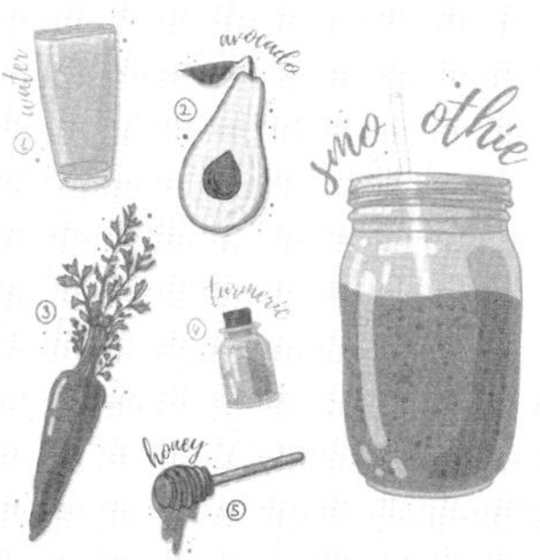

護心抗老的薑黃酪梨蔬果汁

做法

將酪梨、胡蘿蔔、薑黃、蜂蜜、開水，一起混合打成汁。

酪梨含有豐富的脂溶性維生素E，和薑黃一樣有抗氧化的功能，有助於預防心臟病、穩定血壓、對抗老化等多種好處。它所含的營養素還可以促進β-胡蘿蔔素被人體吸收。

血管中被氧化而造成粥狀動脈硬化的可能性，再透過調節細胞內訊息傳遞因子（例如：AMPK、PPARγ、COX-2等），來減少脂肪的生成。有臨床研究統計後發現，每天食用薑黃素的患者減少六五％的心臟病發生率。

糖尿病

薑黃能幫助控制血糖，預防並改善糖尿病併發症

在二〇一三年度國人十大死因中，糖尿病雖然排名第五位，僅佔死亡人數的五．三％，但它引起的併發症，諸如心血管、腦血管疾病及腎病變等，在十大死因中名列前茅，同時它也是許多慢性病如腎臟病的前端因子。

糖尿病是一種因體內胰島素分泌不足、對胰島素的作用降低，或兩者皆有缺失而引起的疾病。由胰臟所分泌的胰島素，主要功能在於調節血中碳水化合物的代謝，維持血糖的平衡，所以當體內的胰島素分泌不足或作

用失效的時候，身體組織細胞從血管中攝取醣類的利用能力就會減低，葡萄糖無法從血中被拉進細胞內利用，導致血糖濃度升高，造成高血糖。

糖尿病之所以受到大家高度的重視，是因為長期處於高血糖狀態之下，會引發許多併發症，其中常見的併發症有心血管疾病、視網膜病變、腎病變、周邊神經病變、糖尿病足感染等，不僅造成生活品質下降，花費大量醫療資源及金錢，甚至可能威脅生命。

● 降低罹患第2型糖尿病風險

在許多的動物實驗中，薑黃素被發現具有調節多種細胞分子途徑（TNF-α、NF-κB、TBARS、PPAR-γ、Nrf2）的功能，因此能預防及改善糖尿病併發症。透過大型雙盲對照的研究方式也指出，薑黃素療法能顯著降低前期糖尿病患者惡化至糖尿病的機率，且沒有顯著的副作用。每天補充二五〇毫克薑黃素的糖尿病前期患者，與未補充的對照組受試者，經過九個月的研究發現，前者惡化至糖尿病的受試者為零，而後者則有一六．四％受試者確診為糖尿病。但是以上研究都是在採用高濃度或是提高薑黃素吸收率的情況下進行，結果看來薑黃素對糖尿病有著巨大的幫助，至於人體長期攝取大劑量

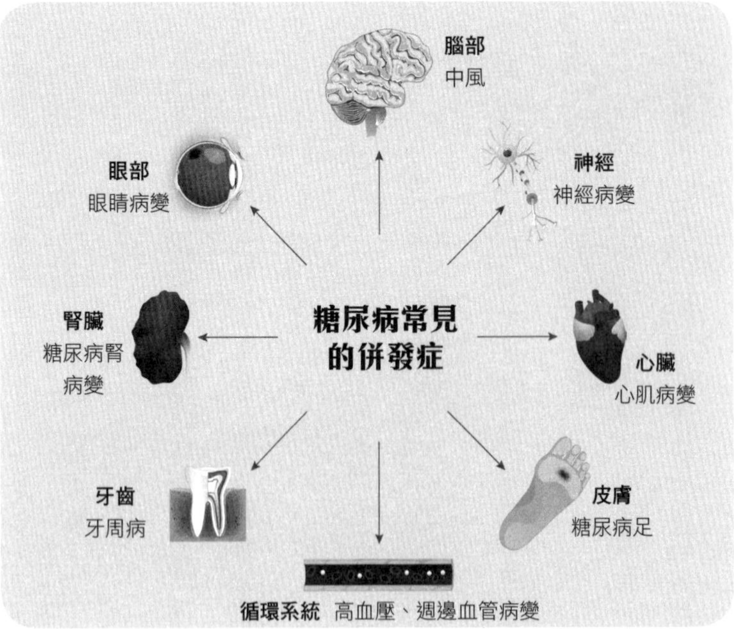

薑黃素的安全性，還有待更多人體實證研究來得到進一步的確認。

此外，一種稱為「脂聯素」（Adiponectin）的抗發炎細胞激素，與維持體內葡萄糖及脂質的平衡有關。在第二型糖尿病患者的血清中，脂聯素濃度比正常人低，而在使用薑黃素療法之下，糖尿病患者的脂聯素有明顯提升。

試過薑黃的朋友這樣說

●七十多歲C女士，有遺傳性糖尿病問題

C女士有家族遺傳性糖尿病問題，長期以來都以施打胰島素來控制血糖。但由於年事已高，深深發現血糖問題控制不佳，糖化血色素*常常都高達九～一〇％。為了找到有效的控制方法，翻遍群書後認為可能只有薑黃對她有幫助。後來，她開始每天嘗試食用台灣的紅薑黃與紫鬱金等薑黃，加上使用少量胰島素、飲食控制與運動，結果她的糖化血色素目前都能穩定控制在七％以下。

*糖化血色素濃度反映的是八～十二週內血糖濃度的平均值，一般正常值為四．〇～五．六％，超過（含）六．五％則確診為糖尿病（二〇〇九年美國糖尿病學會提出）。糖尿病病人最好控制在七％以下。

正因為薑黃有降低血糖的效果，所以正在服用降血糖藥物的糖尿病患者，建議與醫生討論使用方法，以避免發生低血糖的風險。

預防肥胖 薑黃能切斷脂肪細胞的營養來源，有助於減重

肥胖會導致發炎，進而增加罹患慢性病的機會，諸如心血管疾病、第二型糖尿病、睡眠呼吸中止症、某些癌症、退化性關節炎，以及其他疾病。造成肥胖的主因通常包括熱量攝取過多、欠缺運動及體質問題等，其他如基因缺陷、內分泌異常、藥物影響及精神疾病也可能造成肥胖，增加罹患慢性病（包括糖尿病和心臟病）的風險。二〇一三年，美國醫學會將肥胖定義為一種疾病，它是二十一世紀最重要的公共衛生問題之一，目前成人與兒童的肥胖盛行率都在上升。

●薑黃是理想且安全的減肥食品

肥胖是一種很常見的可預防死因。研究發現，薑黃素可以抑制脂肪細胞的血管新生途徑，換句話說，就是切斷脂肪細胞的營養來源，因此才有薑黃能「餓死脂肪細胞」的說法。在其他的動物實驗中也發現，薑黃素能抑制NF-κB的活性，而NF-κB是細胞中調節發炎反應的一種蛋白質複合體，目前已證實它與代謝症候群及肥胖有正相關。

另外，薑黃素也能調節脂聯素（Adiponectin）與瘦體素（Leptin）分泌，這些激素都與代謝和肥胖有著關聯性。愈肥胖的人，體內脂聯素愈低。脂聯素可以減少發炎反應，瘦體素則相反，而薑黃素能減少瘦體素、提高脂聯素分泌。

目前也有學者在研究，利用薑黃素改變脂肪結構及功能，以利燃燒代謝，達到減重的效果。我們體內的脂肪有儲存能量的白色脂肪，以及具有代謝作用的棕色脂肪，後者可以將飲食的能量燃燒轉化成運動所需的動能和熱能。研究指出，優質的薑黃素能提高正腎上腺素（norepinephrine）效能，促使白色脂肪組織褐變，因此薑黃素被認為具有抑制肥胖的作用。

建議大家不妨從改變飲食及運動習慣做起，並把薑黃加入減重飲食的配方中，效果更直接。

肝臟疾病

薑黃是保肝利膽的好物，幫助提高肝臟功能

肝病曾被稱為是台灣人的「國病」，近年來因為積極防治的結果而有所改善。不過，慢性肝病及肝硬化仍然在一一三年度國人死因排行榜中名列第十二，肝和肝內膽管癌更在癌症死亡率中排名第二。

肝臟是人體中非常重要且功能多元的器官，它像是一個設備十分完善的化學工廠，負責多項重要的生理功能。它能夠將消化吸收的養分轉化合

成人體需要的物質、將藥物加工成人體能利用的型態、代謝產生的毒素也需要經過肝臟的解毒後才能排出體外、人體老化的紅血球經過脾臟破壞之後，也須要透過肝臟吸收轉化最後順利排出，最重要的是，肝臟能將多餘的醣類、脂肪儲存起來，在身體缺乏能量的時候提供應急使用。

●幫助修復肝細胞，避免肝癌、肝硬化等永久病變

大家都知道，這麼重要的肝臟是有再生能力的，倘若肝臟受到損害，也能自行修復再生，然而當我們的肝臟長期處於被破壞的情況之下，便會產生肝臟疾病，輕者如肝炎、脂肪肝，或許在適當調養之後還能復原，但是嚴重的肝臟損壞則會造成肝癌、肝硬化等不可逆的永久病變。因此保護肝臟要從平時的保養做起。

當肝臟暴露於毒素中時，氧化壓力以及發炎反應是最主要受傷害的方式，而薑黃素因為具有抗氧化以及抑制發炎因子的功能，所以在許多研究中都發現它能夠達到護肝的效果，讓肝臟能夠避免被毒素（例如：黃麴毒素、鐵質沉積、抗生素、酒精、某些致癌物等）過度損害，並修復肝細胞。

另外，薑黃素也因能抑制脂肪細胞，被發現具有抗脂肪肝的功效。它也能促進酒精分解代

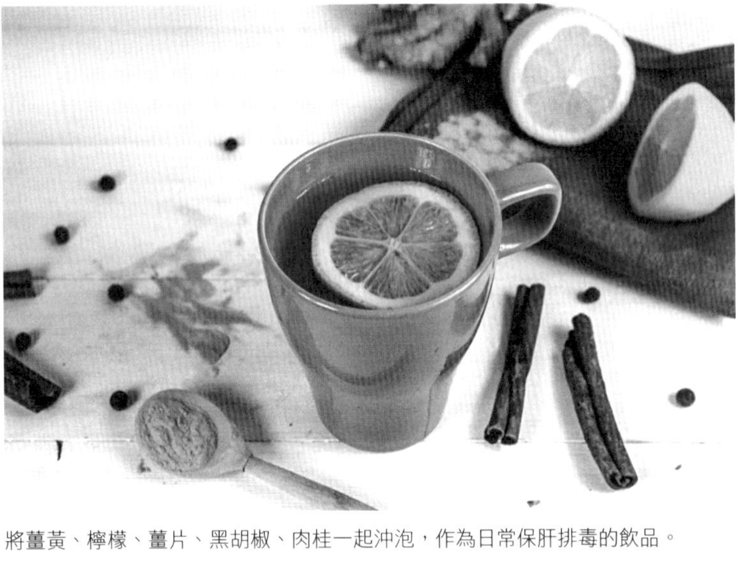

將薑黃、檸檬、薑片、黑胡椒、肉桂一起沖泡，作為日常保肝排毒的飲品。

謝，使肝臟多分泌膽汁酸，提高肝臟的解毒及排毒功能，把因為過多酒精及抽菸等進入血液中的有害物質，加速排出體外。

消化道疾病

薑黃素能保護腸道及抗潰瘍，改善多種消化道問題

很多台灣人有胃疾的困擾，但由於它不是短期內會危及生命的疾病，加上壓力大、抗拒不了美食，經常暴飲暴食，因此胃疾經常復發而難以根治，雖然不舒服倒也習以為常。不過，就如同前文提到的，發炎反覆發生，很有可能使細胞癌化，小病拖成大病就後悔莫及了！

薑黃的主要成分薑黃素，具有保護腸道及抗潰瘍的功效。以中醫來說，薑黃是溫熱性的食物，可以增加胃部的血流及促進膽汁分泌，幫助消化及腸部蠕動、吸收，改善消化不良、便秘等症狀，因此建議胃寒的人可以食

用薑黃。它的抗發炎機制還有助於緩解以下幾種消化道問題：

●腸胃道潰瘍

根據臨床試驗，對於胃及十二指腸潰瘍，且潰瘍大小直徑介於0．五～一．五公分之間的患者，將薑黃的根曬乾磨成粉，每天分五次服用三〇〇〇毫克，在八週之後有七六％的受試者潰瘍消失，其他的患者則表示有緩解的狀況。這樣看來，短時間內高頻率大劑量地攝取薑黃粉，對於治療腸胃道潰瘍可能很有幫助。

●大腸激躁症

大腸激躁症是一種大腸常見的慢性疾病，它的症狀包括腹痛、腸脹氣、腹瀉、便秘、腸絞痛等等，目前的原因還不明，一般認為情緒與壓力是誘發和惡化的主要因素。研究發現，用薑黃素介入治療大腸激躁症，能提高患者因為排便問題而降低的生活品質，而且介入後大腸激躁症的盛行率降低了五〇％以上。

●克隆氏症與潰瘍性結腸炎

克隆氏症與潰瘍性結腸炎是兩大發炎性的腸道疾病，基因缺陷與免疫異常，造成腸道黏膜擴散性的慢性發炎，常見的症狀包括腹痛、腹瀉、血便。既然跟發炎有關，善於抗發炎的薑黃素又被拿來作為研究對象。薑黃素可以透過許多途徑來調節發炎反應，因此被推測可能可以應用在這兩種疾病上面。

在小型的研究中，雖然發現薑黃素能減輕克隆氏症患者的病情，以及降低患者的發炎指數，但是因為樣本數不足，目前僅能推測薑黃可能對克隆氏症能產生減緩的效果。另外，針對潰瘍性結腸炎的研究中則發現，攝取高濃度的薑黃素可能對於抑制發炎性的腸道疾病有效果。亦有研究指出，相較於單獨只利用藥物治療，採取藥物合併使用高劑量薑黃素治療的患者，對於病情的緩解更為有效。

腎臟疾病

薑黃有助於緩解腎臟疾病，提高腎功能

「腎炎腎病症候群及腎病變」同樣也是連續數年來出現在國人十大死因榜上的疾病。台灣洗腎人口比率居世界第一，每年有超過九萬人洗腎，每年花費在慢性腎臟病的健保醫療支出超過五百億台幣，連年蟬聯第一。

腎臟的主要功能在過濾血液中的廢物，形成尿液排出體外。但除了明顯的腎臟疾病之外，腎功能即使受損減半也不會有明顯的症狀，一旦功能

降到一〇～一五％就必須洗腎或換腎才能保命！而引起腎衰竭終需洗腎的主要原因，除了腎絲球腎炎之外，糖尿病引發的腎病是最大原因。以台灣的統計來看，洗腎病患的共病情形（也就是在洗腎之前已患有其他疾病），排名依序為高血壓與心血管疾病、糖尿病、高血脂、消化性潰瘍、癌症。

●薑黃素能保護腎臟，預防腎癌

薑黃素是一種能保護腎臟的酸性酚類物質，研究發現它能減少尿毒素、降低蛋白尿、抑制腎小球內細胞增殖、減輕腎小管間質損害、緩解腎臟炎症，並提高腎絲球過濾分率。

而薑黃素對於糖尿病最嚴重的併發症「糖尿病腎病變」也有助益。糖尿病腎病初期，由於糖代謝紊亂使氧化壓力增加，不但身體本身清除自由基的能力下降，還會產生大量的活性氧（ROS，含氧自由基），傷害細胞與基因。借助薑黃強大的抗氧化力，能減緩或阻止糖尿病腎病惡化。同時，如之前的內容所述，薑黃也對於腎衰竭其他的共病情況——高血壓與心血管疾病、高血脂、消化性潰瘍、癌症——有療癒的效果，間接降低它們對腎臟功能的影響。

美國最新實驗報告甚至發現，薑黃素還可以預防腎癌。此外，由於薑黃素是超強的天然抗發炎劑，因此對於許多發炎性疾病，例如紅斑性狼瘡腎炎，也具有正向的免疫調節效果。

試過薑黃的朋友這樣說

● 六十多歲的A女士，有腎臟功能問題

就醫時，知名腎臟科醫師對她說：「你的腎臟功能如果再這樣下去，就必須要洗腎。」這位醫師同時也建議她不妨嘗試食用薑黃，來做腎臟日常保健。因此，A女士回家後，每天早中晚認真食用台灣的紅薑黃，沒想到再次回診時，醫師便告訴她腎功能有好轉。持續食用一段時間之後，醫生竟然跟她說：「你的腎功能已經完全恢復健康了。」

失智症

對於台灣人較易罹患的血管性失智症薑黃有較好的防治效果

依據衛生福利部的調查以及內政部人口統計估算，目前台灣六十五歲以上的老人，每十二人當中有一位失智者，而八十歲以上的老人則每五人即有一位失智者，而且人數正在攀升中。推估至二〇六五年，失智者平均每天可能增加約三十六人，亦即每四十分鐘就有一位被診斷為失智症。

失智症大致上可以分為退化性與血管性兩種類別，但有的患者會同時有這兩種或以上的病因。我們較熟悉的阿茲海默症（Alzheimer's Disease）便是屬於退化性失智症；而台灣人則是較多血管性失智症患者，也就是因為腦中風或腦血管病變，導致腦細胞壞死而使智力減退。

● 醫界正積極從薑黃素研發治療阿茲海默症藥物

阿茲海默症是一種發病進程緩慢、但隨著時間會不斷惡化的持續性神經功能障礙，佔了失智症成因中的六到七成。初期雖然只有輕微行為能力受損，但隨著病情加重，患者常因為情況變差而脫離家庭和社會關係，並且逐漸喪失身體機能，最終導致死亡。目前有研究指出，阿茲海默症是因為腦部的氧化傷害、旺盛的發炎反應，造成大腦中纖維狀類澱粉蛋白質斑塊和Tau蛋白的堆積所引起的，這類蛋白質的堆積會造成腦部神經元退化及功能異常，引起大腦功能退化。

雖然薑黃素被證實具有強大的抗發炎及抗氧化能力，預期可以修護腦部氧化及發炎傷害，但人體實驗卻一直沒有顯著的效果。二〇一六年，中研院研究發現多羥基薑黃素衍生物可以增進腦啡肽酶（NEP）的活性，預防阿茲海默症。期待薑黃對阿茲海默症的功效能有更多進一步的研究發現，若能證實或研發更好的、有益阿茲海默症的利用方法，對許多病人與家屬將是一大福音。

而另一方面，由於薑黃有助於清血脂、避免血管阻塞，能避免腦中風與腦血管病變，因此對預防血管性失智症患者有較顯著的效果。

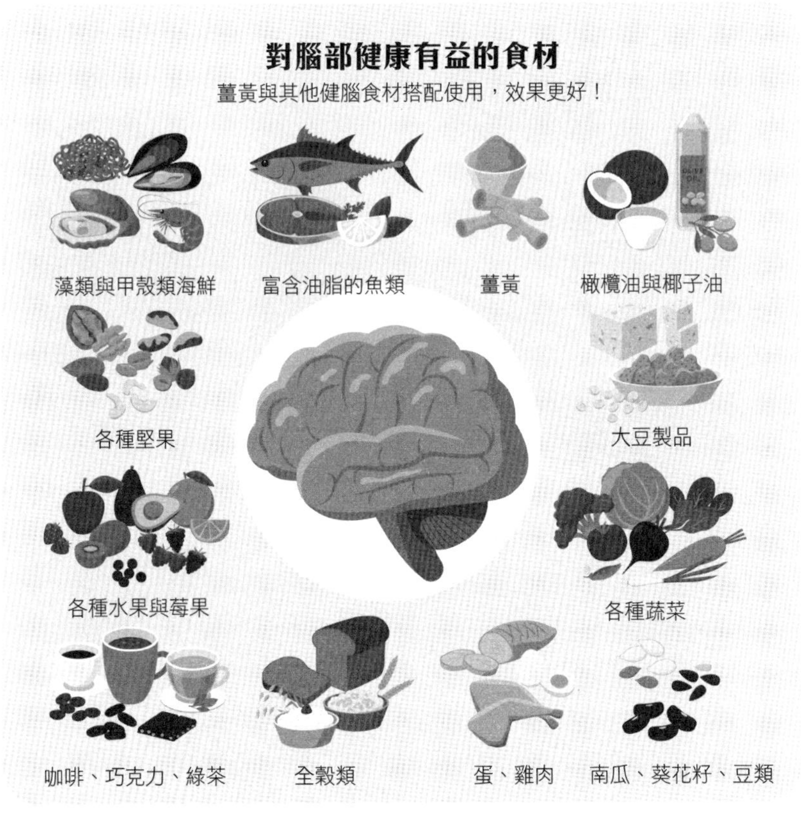

憂鬱症

薑黃可以作為天然抗憂鬱輔助品，且沒有副作用

憂鬱症與癌症、愛滋病，被世界衛生組織列為本世紀危害人類健康的三大疾病，現在醫學上在研究和診治中稱它為「重性憂鬱障礙」，是相對更為精確的用詞。重性憂鬱障礙不只是暫時性的情緒低落之類的心理狀態，而是一種對病患的家庭、工作、學習、日常飲食與睡眠等身體功能，產生負面影響的失能狀況，甚至會認為生命毫無價值。所有自殺者當中，就有六〇％的人是患有重性憂鬱障礙或者其他心理障礙。

● 天然薑黃素與抗憂鬱藥物效果相當

薑黃素會被認為具有抗憂鬱的效果，是因為它能對憂鬱症病因產生相關的生物效應，例如：抑制單胺氧化酶活性、影響血清素及多巴胺的釋放、

調節神經營養因子、影響海馬迴的神經生成以及神經可塑性。

在某個研究中，將天然薑黃素與抗憂鬱藥物百憂解（Prozac，學名Fluoxetine），分別讓兩組憂鬱症患者做雙盲對照實驗。結果發現兩組的治療效果幾乎沒有差異（薑黃素六二．五％，百憂解六四．七％），而且服用天然薑黃素沒有產生藥物副作用！

在某些研究中使用了加強吸收效果的薑黃素，或是以薑黃素搭配胡椒服用，結果發現憂鬱症狀有了明顯的改善，且都沒有出現副作用，在其中半數的研究

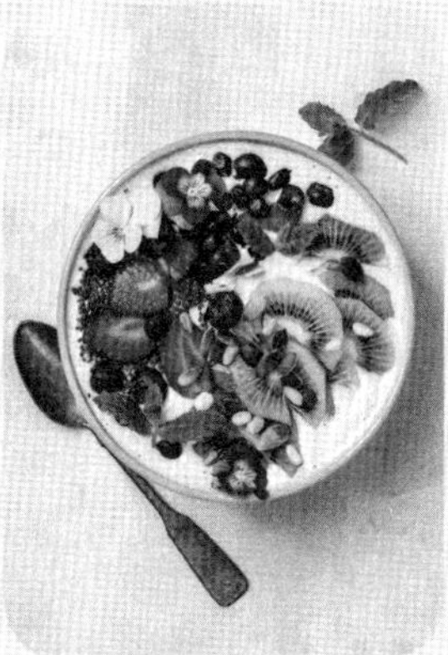

吃快樂果昔找快樂

將芒果、香蕉、鳳梨、薑黃、牛奶一起打成果昔，再放上藍莓、紅石榴、草莓、奇異果和奇亞籽、南瓜子等，不論食材或視覺上，都讓人心情舒暢！

香蕉含有血清素前驅體「色胺酸」，從牛奶、南瓜子中可以攝取多巴胺，加上具有抗氧化功能的維生素C與薑黃素，都是有助於減壓、抗憂鬱的快樂食物。

中也發現薑黃具有顯著的抗焦慮效果。另外有研究發現，比起單獨使用抗憂鬱藥物，以薑黃搭配抗憂鬱藥物來治療，更能夠進一步降低患者的憂鬱指數，同時減少發炎反應，增加腦源性神經營養因子，提升療效。

關節炎

薑黃是天然消炎藥，能減輕疼痛及發炎症狀

關節炎的疼痛症狀，常會對人們的生活帶來困擾。一般大眾較熟知且嚴重的關節炎，包括常見的退化性關節炎、痛風，以及類風濕性關節炎、自體免疫疾病性的關節炎等等。這些疾病的原因不盡相同，可能與飲食、運動、感染，或是遺傳基因、性別、免疫等因素有關。

急性或慢性的關節發炎，主要症狀除了疼痛之外，還有僵硬、腫脹、變形等，若是症狀久了，患者可能會因為結構改變或活動困難，最後演變

成關節失去功能。

有研究指出，薑黃萃取物有助於減輕關節炎症狀，特別是疼痛以及發炎相關的症狀，都能獲得改善，效果與抗發炎藥物差不多。服用高劑量的薑黃所產生緩解關節炎的功能，從研究上已經被證實了，不過還是要提醒大家，大量食用薑黃可能會產生什麼副作用？目前相關文獻不足，仍在臨床研究中，因此最好不要擅自攝取過量，以免產生療效外的負面效果。

皮膚問題

利用薑黃抗發炎與抗氧化力，幫皮膚抗老化、改善肌膚問題

薑黃在印度阿育吠陀（Ayurveda）傳統醫學中應用範圍十分廣泛，包括被拿來改善皮膚狀況，除了如前面提到的，將薑黃與亞麻籽油混合後用來改善皮膚潰瘍等問題，也會製成美白護膚水或面膜來使用。

具有抗氧化力的薑黃能修護受紫外線損傷的皮膚，因此能改善膚色暗

沉、斑點，恢復彈性及保濕力。其次，它的抗發炎作用也能讓痘痘（痤瘡）、異位性皮膚炎獲得緩解。

試過薑黃的朋友這樣說

●年約五十歲的I女士，有小肉芽（皮膚贅疣）與脹氣困擾

馬來西亞華僑聽說台灣的紅薑黃對身體健康很好，因此就試著用來進行身體保健。食用後發現脖子上長的小肉芽竟然消失了！另一方面，由於工作關係，I女士經常間隔太長時間沒進食，因此肚子容易脹氣。在每天早上空腹用溫水沖泡紅薑黃二公克，睡前用溫水沖泡紫鬱金等薑黃二公克，一段時間之後，終於告別惱人的小肉芽與脹氣問題！

●年約十歲的AF小朋友，皮膚過敏

這位小女生因為長期皮膚過敏，經常這裡癢那裡癢，這裡抓那裡抓，手臂常常抓得傷痕累累。媽媽在友人介紹之下，讓女兒開始食用台灣的紅薑黃，沒想到效果很好，小女生的皮膚過敏問題明顯改善！

薑黃因為實證效果，受大眾喜愛並廣為利用

薑黃已被傳統醫學利用數千年之久，而且被世界上數億人在飲食與生活中使用，實際體驗過薑黃對身體健康的助益，這也讓醫學界努力研究想要瞭解薑黃的神奇之處。雖然目前在醫學界的研究中，認為口服薑黃素在人體的吸收效率不高，且會被人體腸道及肝臟快速代謝，因此在身體的利用率較低，以致在人體實驗的階段遭遇到許多困難（例如：在調節血脂、糖尿病、脂肪肝的研究上），許多在體外實驗發現的薑黃素潛在功效，也

尚未被證實在人體上能夠造成同樣的效果。

此外，由於薑黃素本身的結構不穩定，許多研究中並非單獨使用薑黃素來進行實驗，而是使用薑黃萃取物或是薑黃類化合物來推測薑黃素可能存在的效用，縱使得到的結果指出具有療效，科學上也無法斷定這是薑黃素帶來的效果，還是其他萃取物或附加的化合物造成的結果。

●西方醫學研究為參考，中醫仍以薑黃的作用與性味作處方

不過，這些研究主要是針對薑黃素進行的，正如前面提到的，薑黃還有其他成分提供不同功效，它的抗發炎與抗氧化的能力已經受到肯定，很多對身體有利的機制也已經被證實。發炎反應是造成許多慢性疾病的成因，而抗氧化物本來就有抗癌、減緩疾病形成、減緩大腦發炎的作用。在中醫上，它作為活血化瘀的熱性藥物，與搭配的疾病都產生相應的作用。也就是說，在

中醫的角度，是將這些實驗與研究資料作為參考，在使用薑黃時還是根據它在中醫典籍上的作用、它本身的性味來處方。

薑黃使用後的實證案例俯拾皆是，除了最為常見的癌症與心血管、糖尿病方面的經驗分享之外，還有其他大大小小的問題獲得改善，例如：

- 蕁麻疹：正在準備大學入試的十七歲高三男生，因為過度疲勞導致免疫力下降，發生嚴重蕁麻疹，持續食用一年台灣的紅薑黃後，蕁麻疹問題有了大幅的改善，後來順利考上北部第一志願科技大學！
- 肝病：五十多歲，平日就有飲酒、抽菸與吃檳榔習慣的U先生，因為務農長期接觸農藥等物質，患有肝病與全身嚴重慢性皮膚潰瘍問題。開始每天食用台灣的紅薑黃與紫鬱金等薑黃，並戒掉飲酒、抽菸與吃檳榔的壞習慣，且不再使用農藥之後，U先生的肝病與嚴重皮膚潰瘍問題都有所改善，身體也恢復了健康！

●發炎：另外也是一位長期務農的K先生，某天在田間工作，由於天氣悶熱，又沒有多補充水分，結果尿道發炎，極度不舒服，剛好家裡有台灣的紅薑黃，隔天早上泡了一壺紅薑黃茶認真喝完之後，不到中午，尿道發炎症狀就完全消失了。

●腦性麻痺：二十多歲，從小就是腦性麻痺的病友Z先生，有多重障礙。他的家人聽說薑黃有神經修復效果，抱著姑且一試的心情讓Z先生食用台灣的紅薑黃。持續吃了二年之後，Z先生的身體逐漸產生改變，在語言表達、學習與行動能力上有進步，現在已經能跟著家人出遊！

●尿酸與痛風：約四十歲ＡＣ先生有肥胖問題，加上長期飲酒與生活作息不正常，後來患有嚴重的尿酸與痛風。在吃了六個月台灣的紫鬱金等薑黃之後，逐漸不再受尿酸與痛風問題所苦！

●嗅覺喪失：一位住在馬來西亞的ＡＤ先生，因不明原因失去嗅覺長達十年，造成生活上非常大的困擾，長期就醫仍然無法解決。後來經友人介紹開始食用台灣產的紅薑黃，沒想到一個月之後，竟然重新找回嗅覺！

● 嚴重經痛：三十多歲的Q小姐自從青春期後，每次生理期時都要忍受經期症候群帶來的疼痛不適，即使服用了四顆止痛藥仍然無法解決經痛問題，長期下來幾乎到了痛不欲生的地步。經過友人分享嘗試食用紅薑黃，結果每次好朋友來不舒服時，只要喝一杯溫熱的紅薑黃加黑糖，經期症候群的疼痛很快就獲得改善！

諸如此類的分享不勝枚舉。因此儘管醫學方面對薑黃的研究還有待突破，但這些對身體有利的實證體驗，以及經過美國FDA等權威機構認證、相關人士的推廣與使用者口耳相傳，已讓薑黃成為熱門的健康食材。

目前醫學界正在積極研究：如何讓薑黃更有效

由於薑黃素進入人體後，在肝臟、腸內停留的時間很短，無法在體內維持高濃度，吸收率不高，因此如果是當作食物，並沒有使用過量的問題，就算吃多了對身體也不會有壞處，要考慮的反而是怎麼吃才能增加它的吸收。

既然已經知道薑黃素有種種好處，因此現在新的研究方向與技術，都在設法增加薑黃素的生物利用率*及延長半衰期**，像是以固體脂質奈米粒子（Solid Lipid Nanoparticles, SLNP）包覆、做成緩釋型製劑，或是與可增加吸收率的物質一起食用——例如：胡椒鹼（piperine）、水飛薊素（silibinin）、槲皮素（quercetin）等等。

醫藥學界在研究減緩薑黃素被代謝的方法，其中以固體脂質奈米粒子包裹起來的技術仍是目前的主流。固體脂質奈米粒子是指顆粒直徑小於一〇〇nm（奈米），也就是把薑黃素打成非常細小的微粒，再用天然或合成的固態脂質將薑黃素包覆在裡面，來控制薑黃素到達人體的組織（靶向性）以及在體內釋放的時間。

●胡椒鹼能將薑黃素在人體的生物利用率提高二〇〇〇%

薑黃素在被消化道吸收，進入肝臟後，尿核苷酸葡萄糖醛酸轉移酶（UDP-glucuronosyltransferase，UGT）會將脂溶性的薑黃素轉化成水溶性，從尿液中排出。研

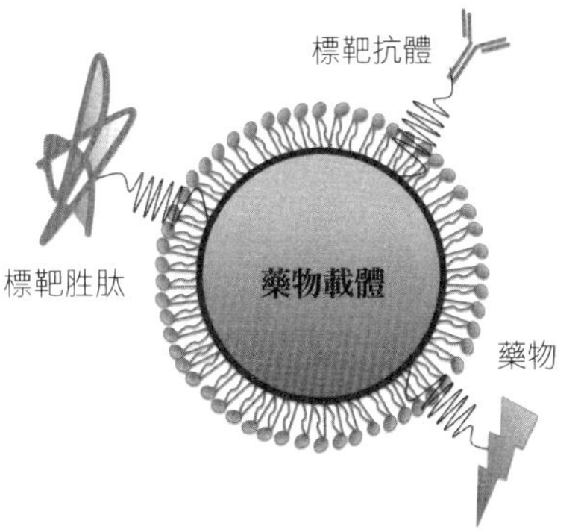

固體脂質奈米粒子
（Solid Lipid Nanoparticles）
抗體、標靶胜肽之類的分子以及藥物分子與固體脂質奈米粒子表面結合。
By Andrea Trementozzi - Own work, CC BY-SA 3.0, https://commons.wikimedia.org/w/index.php?curid=30082797

究指出，胡椒鹼（piperine）、水飛薊素（silibinin）、槲皮素（quercetin）這幾種物質可以抑制葡萄糖醛酸轉移酶的活性，也就是減緩薑黃素迅速被降解、變成水溶性排出體外的時間，可以在肝臟內停留久一點。

胡椒鹼（piperine）是一種生物鹼，是胡椒主要的活性成分、黑胡椒辣味的來源，具有緩解噁心、頭痛、消化不良、抗發炎的作用。將黑胡椒粉和薑黃一起食用，就可以提高薑黃素的生物利用率達二〇〇〇%（二十倍）。

水飛薊素（silibinin）是從德國奶薊這種草藥萃取出來的，目前已被拿來做成減緩肝細胞損傷的藥品，它有二、三種成分與薑黃素結構類似，二種一起食用可能會有加乘的效果。

槲皮素（quercetin）則是一種黃酮類化合物，存在許多水果、蔬菜和穀物等植物中，以洋蔥含量最豐富，多種清熱解毒的中草藥（例如魚腥草）也都有此成分。它具有輔助抗氣喘與過敏性疾病的功能，因此被稱為「天然抗組織胺」。

印度一項研究顯示，將薑黃素、胡椒鹼及槲皮素三者聯合處方，可以明顯降低葡萄糖轉運，能增加預防糖尿病、減少體脂肪的功效。

＊生物利用率（bioavailability，或稱生體利用率或生體可用率）：指藥物經過首渡代謝進入體循環的百分比。靜脈注射的生物利用率為一〇〇%，以口服或其他方式服用，生物利用率將會因個人狀況有下降比率，影響因素包括胃腸道的吸收功能、藥物在吸收前降解或代謝，以及消化道吸收後進入肝門靜脈系統的代謝率（首渡效應）等等。食物與營養補充品中營養素的吸收效率，也可用生物利用率來評估。

＊＊半衰期（英文縮寫為t1/2）：指藥物被人體吸收進入血液中，經過代謝後，在血中的濃度降到一半所消耗的時間，一般也用此來評估藥物在體內存留時間的長短。

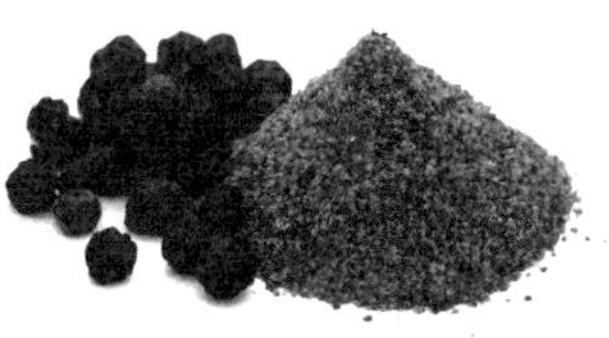

黑胡椒粉和薑黃一起食用，可以提高薑黃素的生物利用率達2000%（20倍）。

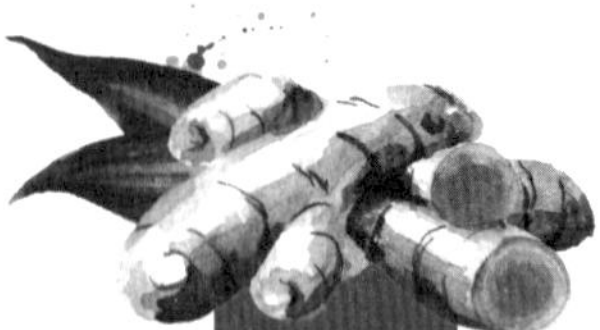

使用薑黃要注意哪些事項？

薑黃普遍安全無毒，按原則使用不必擔心副作用

美國食品藥物管理局（ＦＤＡ）將薑黃列為普遍安全的食品，所以薑黃作為一般食品使用，不太需要擔心副作用。至於薑黃素，目前被食藥署認為是相對安全的成分，尚沒有毒性反應的報導產生。

但大量攝取薑黃素對於人體是否有副作用，仍沒有很明確的研究結果，還需要更多的研究來佐證。此外，有的健康食品利用改變結構或是與其他分子結合的方式來增加薑黃素吸收率，這樣會不會有其他副作用或是其他隱藏的風險仍是未知的，建議還是要謹慎使用。

另外，一般常聽說，吃中藥和西藥中間要間隔二小時，這是避免二種藥物在胃裡面產生交互作用。其實只要吃進身體裡面，就都會起交互作用，只是強或弱的問題。但目前不論是薑黃、莪朮、鬱金都沒有明確的文獻證明會產生特別的交互作用，食用時可以不必過於擔心。

使用薑黃有禁忌嗎？這幾類人需要注意

薑黃的功用在行氣活血，世界衛生組織也提醒大眾，薑黃素可能抑制血小板凝集、降低血糖及降低器官移植抗排斥藥的療效，因此正在服用抗凝血、抗血小板藥物的病人，要小心使用高劑量薑黃素。服用降血糖藥物的病人，如果同時吃高劑量薑黃素，可能導致低血糖的風險。使用器官移植抗排斥藥的病人，同時併用高劑量薑黃素，也有可能誘發自體排斥反應。

孕婦、哺乳婦女、正在備孕的女性，因個人狀況不同，使用時最好經過醫生處方。印度婦女經常攝取許多薑黃，目前未有報導在哺乳期食用薑黃有負面的影響，但對於體內不常有大量薑黃素的婦女，正在哺乳的媽媽吃咖哩可能因為某些成分隨著分泌到乳汁中，使乳汁沾染特殊的味道，發生寶寶不喜歡的狀況。此外，膽結石或膽道功能異常者、缺鐵、手術後患者、患有草酸鈣結石、蠶豆症，以及服用多項藥品的人，使用大量薑黃素都務必小心。

以下幾種人食用薑黃時須特別留意

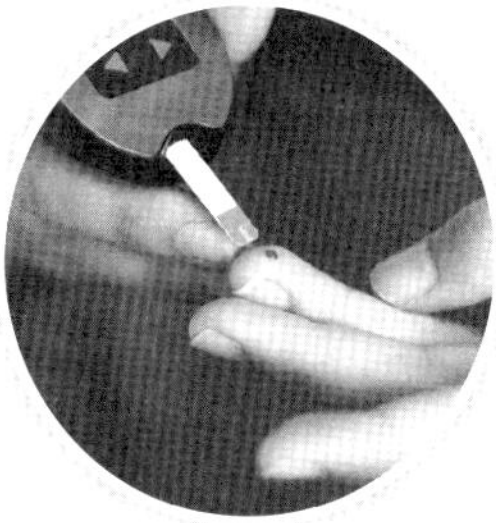

服用降血糖藥物的病人

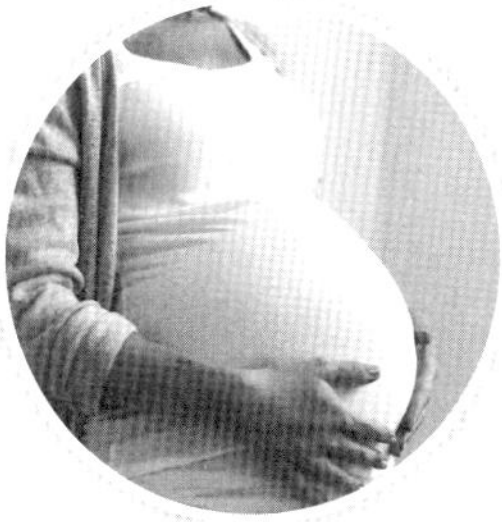

孕婦、哺乳婦女、備孕的女性

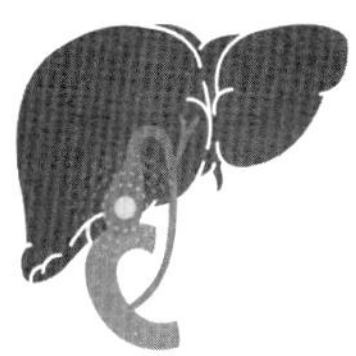

膽結石或膽道功能異常者

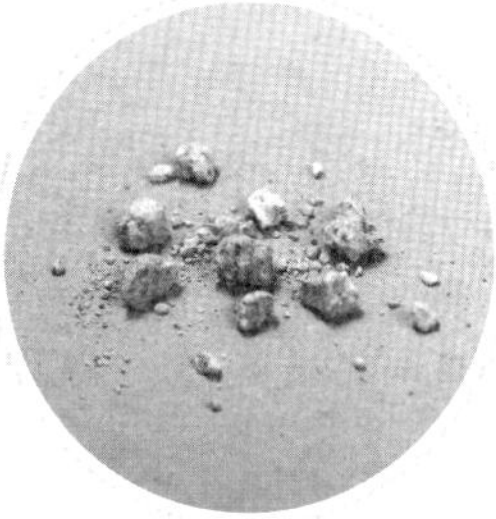

患有草酸鈣結石

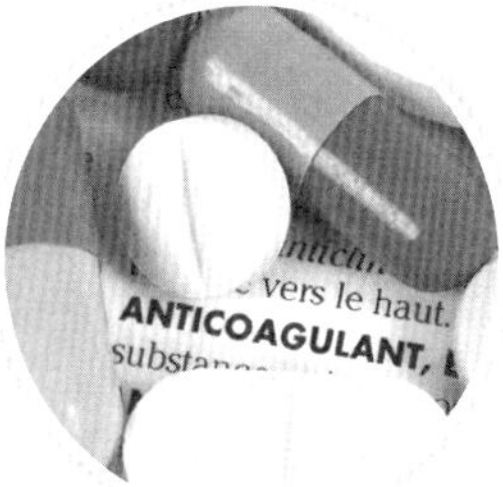

服用抗凝血、抗血小板藥物的病人

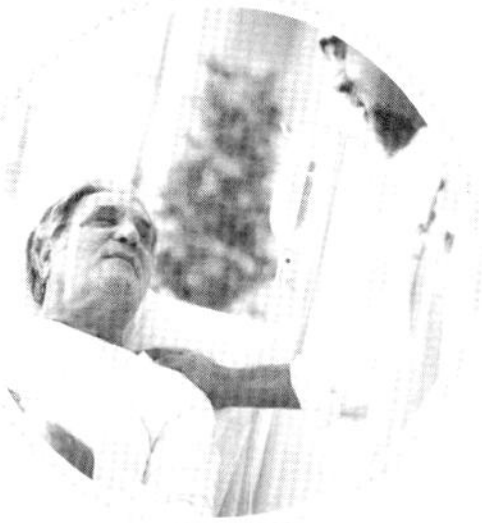

手術後患者

服用多項藥品的人

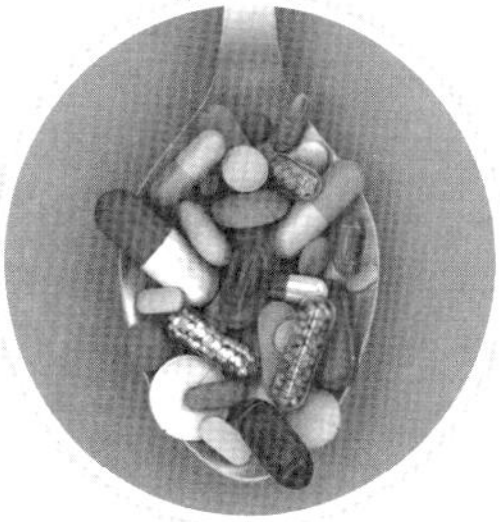

缺鐵

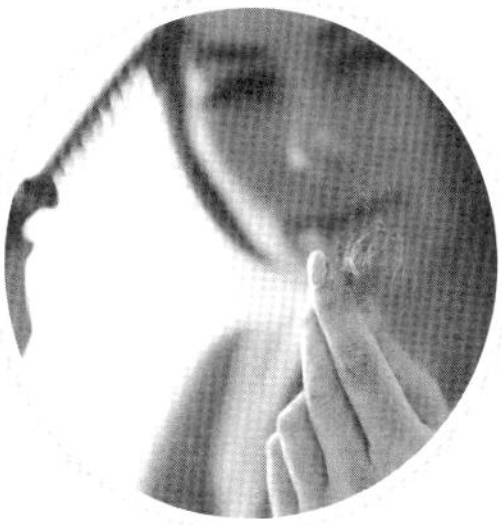

病毒來襲！

薑黃如何幫助人體對抗 COVID-19（新冠肺炎）？

自從二〇二〇年新冠肺炎（COVID-19）大流行以來，這個需要倚靠免疫力來對抗的傳染疾病，使得薑黃再度受到重視，出現不少探討薑黃與新冠肺炎關係的論文與研究報告。

在嗜吃咖哩的印度淪為新冠肺炎的重災區之後，學者推論薑黃也許無法阻擋新冠肺炎的強大傳染力；而另一方面，印度醫療、衛生環境雖然較差，但新冠肺炎死亡率卻相對地低——這個現象值得我們進一步探討：薑黃的抗氧化、抗發炎的功能，對於感染新冠肺炎的患者是否有幫助？它能否減少重症的發生？

薑黃素有助於調節免疫力，避免身體產生細胞激素風暴

目前已有研究證實，薑黃所含的薑黃素等成分，具有抗病毒、抗菌、抗發炎、抗癌、修復神經細胞、提升免疫力、抗氧化、穩定血糖等等活性。在歐美許多研究中，發現薑黃素可以有效抑制病毒的複製與感染及基因表現，並證實薑黃素具有抑制伊波拉病毒（Ebola）、呼吸道融合病毒（RSV）、冠狀病毒、愛滋病毒（HIV）、流感病毒、茲卡病毒

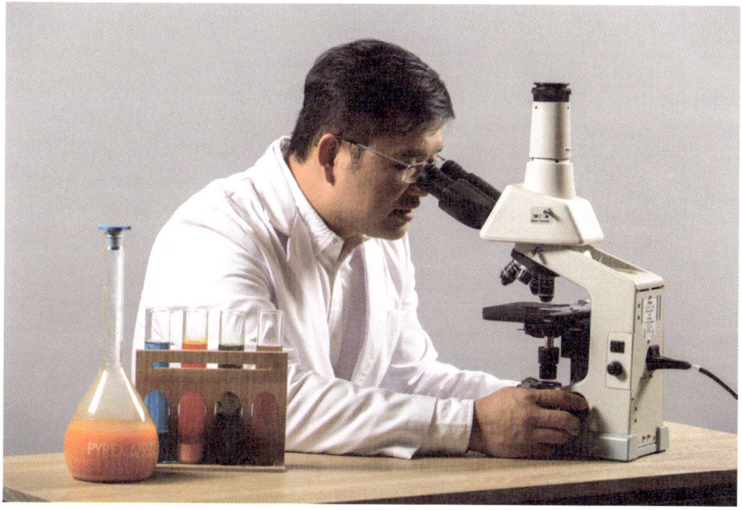

面對新冠肺炎疫情，醫學界科學家努力研究薑黃對抗嚴重傳染疾病的可能性。

（Zika）與皰疹病毒（HSV-2）、肝炎病毒（HBV、HCV）等病毒的活性（Praditya, et al., 2019）。

其中遭伊波拉病毒攻擊的病人，會因免疫系統的過度發炎反應，產生細胞激素風暴（Cytokine storm）問題，而造成器官的損傷及衰竭，甚至導致休克或死亡。而根據研究也發現，感染新冠肺炎病毒（COVID-19）的重症病人會產生細胞激素風暴問題，並已造成許多人死亡（Mehta et al., 2020）。

當肺部受到病毒感染，肺泡產生發炎反應時，為了做第一階段的防禦，受損害的細胞會釋放細胞因子、讓血管稍微打開，使血管通透性增加，讓免疫細胞較容易進入肺部殺死病毒。可是當大量免疫細胞進入肺泡的同時，組織液也跟著滲入到肺泡之中，影響肺泡的氣體交換，因此造成呼吸困難，比較嚴重的患者會產生肺浸潤，引發成人呼吸窘迫症候群（adult respiratory distress syndrome，簡稱 ARDS）缺氧現象。

目前醫學界認為，可能因為感染的進程較快，使得免疫細胞一下子聚集太多、反應過於激烈，產生「細胞激素風暴」，引發成人呼吸窘迫症候群而致命。和免疫反應較弱的人比起來，身體好、免疫反應較強的人，反而因細胞激素風暴帶來大量的傷害，致死率竟然相對比較高。

但是，在目前治療新冠肺炎病毒並無臨床特效藥的情況下，如果能夠控制病情發展，並且不引發成人呼吸窘迫症候群，還能夠自然維持呼吸的話，靠著自身的免疫力撐過去，就有機會存活下來。也就是說，關鍵在於控制發炎反應，讓免疫細胞不要過度反應，殺死病毒之後，能順利進入發炎反應第二階段，進行細胞修復。

● 薑黃素控制發炎反應效果優於類固醇等藥物

過去SARS（嚴重急性呼吸道症侯群Severe Acute Respiratory

Syndrome）發生時，患者同樣因為細胞激素風暴致命的並不少。當時使用高劑量類固醇來抑制過度發炎反應，但卻無法發揮效果。而依據薑黃素抗病毒相關研究發現，薑黃素可以抑制免疫系統中多種細胞激素的釋放，降低免疫系統過激反應，避免身體產生細胞激素風暴，因此對感染新冠病毒的病人應有所幫助。兩者的差別在於，薑黃素可以調節使人體

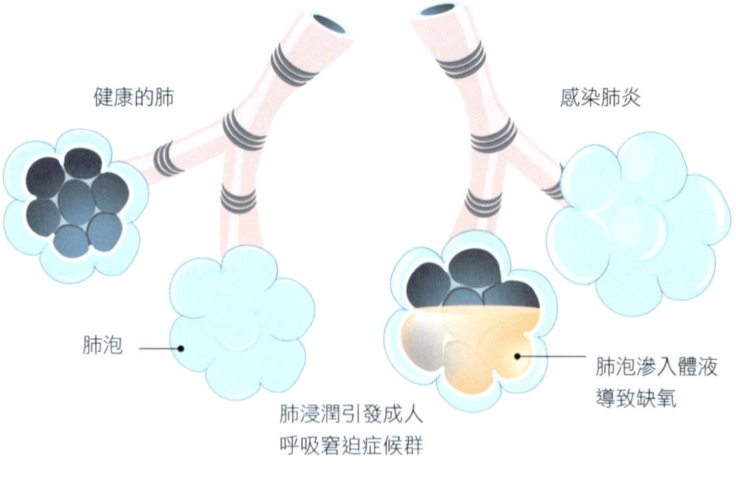

過度發炎的免疫反應；而類固醇抑制的卻是真正能對抗肺炎病毒的免疫細胞。

人體的免疫細胞有二種，先天性免疫系統（Innate immunity）與後天性免疫系統（adaptive immunity）。

先天性免疫系統是一種迅速、立即性的對抗感染的作用。當病原體入侵身體時，先天性免疫系統會率先出動抵禦。也為了做出即時反應，便不會選擇對象打

抗病毒、提升免疫力的保健食物

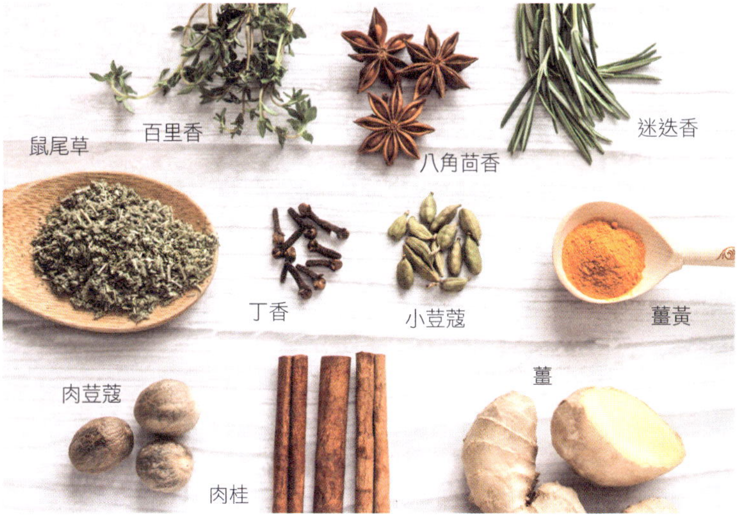
百里香
鼠尾草
八角茴香
迷迭香
丁香
小荳蔻
薑黃
薑
肉荳蔻
肉桂

抗病毒、提升免疫力的保健食物，包括：迷迭香、百里香、肉荳蔻、鼠尾草、丁香、薑、肉桂、薑黃、八角茴香、小荳蔻

擊，因此又被稱為非特異性免疫、非專一性防禦，一旦大量作用，有可能引起過度發炎反應。

而後天性免疫系統雖然不會立即出動，但卻能在與特定病原體接觸後，產生足以識別、並且針對特定的病原體啟動的免疫反應。因此又被稱為特異性免疫、專一性防禦。

也就是說，對抗新冠肺炎需要抑制的是先天性免疫系統作用，並提升後天性免疫系統的功能。薑黃素廣泛且強大的抗氧化與發炎功能，便可在此發揮功效。

●用薑黃素儲存體內抗氧化物，預防感染、對抗病毒

印度與印尼等國醫學家均研究發現，薑黃素對新冠肺炎病毒具有明顯的抑制活性，雖然效果仍有待更多研究來驗證，但薑黃中的薑黃素確實具

有抑制新冠肺炎病毒的潛力！目前在抗病毒藥物中，有些具有較強副作用，甚至會對人體的肝臟、腎臟造成傷害，因此薑黃素若能有效發揮抗病毒的效能，對人類是一大福音。

當我們面對潛在的病毒威脅，或是即將前往新冠肺炎流行的國家或地區，不妨預防性地攝取較大量的薑黃素，讓體內濃度升高，幫身體儲存抗氧化能力，以免受到感染時還來不及長期對抗便消耗殆盡。

第 3 章

台灣薑黃品質世界第一等

——聽薑黃博士說清楚講明白

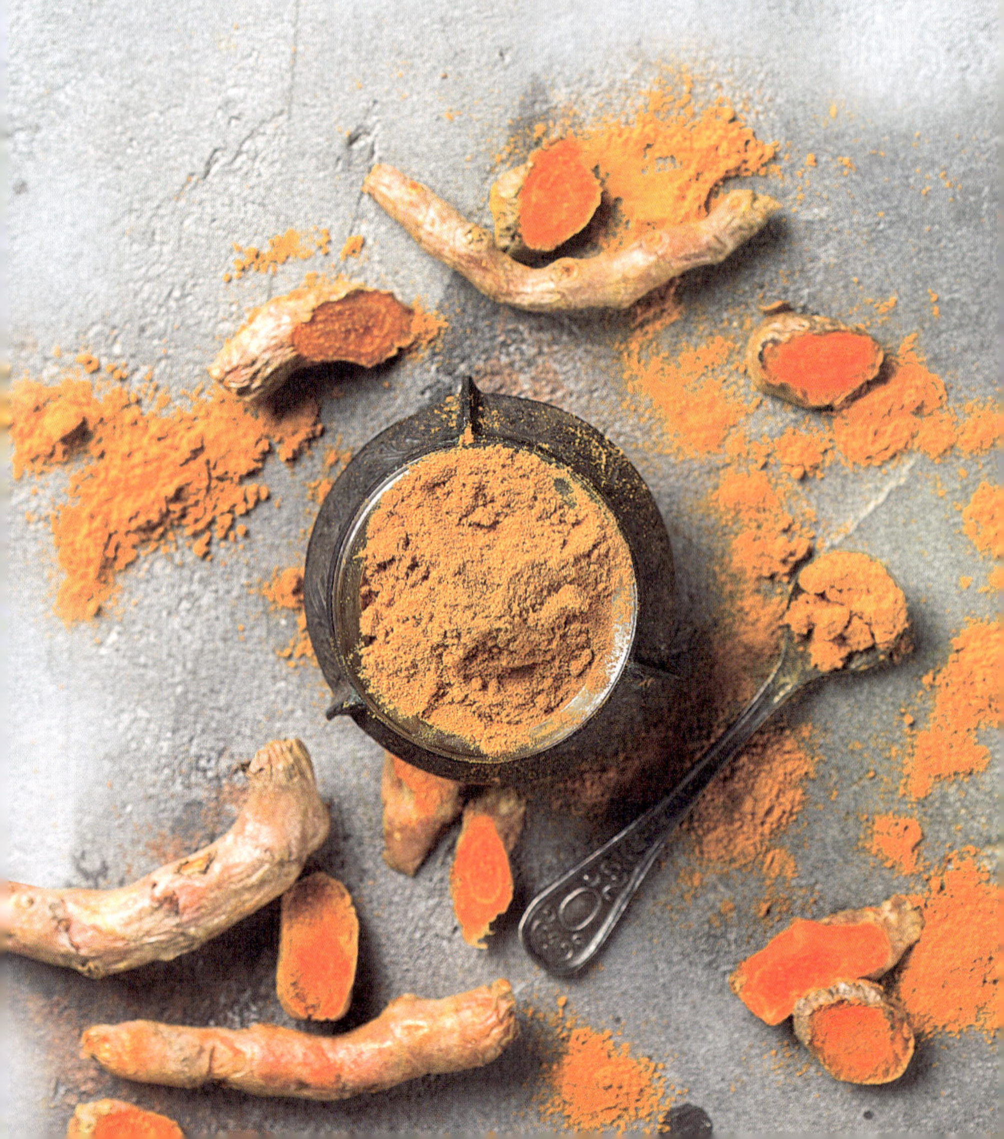

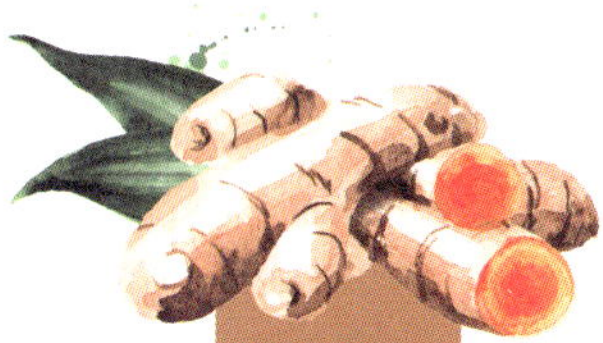

世界不同產地的薑黃

台灣市售薑黃產品來源包括印度、泰國、印尼、日本、美國等地，其中薑黃種類與薑黃產品品牌五花八門，搞得消費者眼花繚亂。

目前全世界薑黃主要產地為印度與東南亞等國，其中以印度薑黃的生產與出口量排名世界第一。在印度與東南亞所生產的薑黃，主要做為薑黃素提取原料或香料使用，這樣生產的薑黃香料有衛生品質的疑慮，不能直接食用，必須經過高溫烹煮與加工才能入口，因此進口薑黃不適合直接食用來進行養生保健。

台灣也有廠商或農民生產薑黃，這些薑黃要怎麼分辨呢？其中品種、成分等問題，一直困擾許多消費者。其實，有許多薑黃品種的植株外型都大同小異，並不容易由外觀進行判別，即使許多農友或民眾信心滿滿，認為葉片有紅色葉脈便是紫薑黃，但其實葉脈有紅色線條的薑黃屬植物也有多種，其中甚至不乏是觀賞用薑黃。因此，如果沒有專業人員的鑑定，無法明確分別薑黃品種。

那麼日本、台灣、韓國、印度、爪哇等各地的薑黃有何不同呢？

日本薑黃

薑黃在日本沖繩琉球王朝被稱為「生命之藥」或「生命秘藥」。由於日本本島緯度較高，不適合薑黃生長，據傳在西元一五〇〇年左右，薑黃經由海上貿易傳到琉球王朝（又稱琉球國），當時沖繩的人會穿著以薑黃染色的衣服避免蟲咬，將薑黃當作保養品塗抹在臉上來去斑，並將薑黃作為藥品使用治療疾病。

直到十七世紀，沖繩才開始大量種植薑黃。由於琉球國與薩摩國（現在鹿兒島）有著複雜的政經債務問題，因此琉球國於一六四六年開始採用薑黃專賣制度方式，生產珍貴的薑黃藥材賣給薩摩國，而琉球產的薑黃在江戶（東京）與大阪地區大受歡迎，因此薑黃為琉球國帶來豐沛的收入。直到明治天皇一八七一年廢藩置縣實行中央集權，將琉球國編入鹿兒島縣後，才結束了琉球王朝實行二百二十五年的薑黃專賣制度。現在薑黃透過特殊的栽培管理技術，在日本本島已經可以少量種植，日本最古的植物園「小石川植物園」（東京大學附屬植物園）便有種植薑黃。

現在平常大家討論的日本薑黃，主要是指鹿兒島以南的沖繩群島（如沖繩、種子島、屋久島）所生產的薑黃，而薑黃在日本仍沿用古名——鬱金（ウコン），這個名稱源自唐朝《藥性論》的「鬱金」（Ukon）。在日本，鬱金依開花季節可以分為春鬱金（於四～六月開花）、秋鬱金（於七～十月開花）。目前日本主要量產的薑黃有五種，分別是春鬱金、秋鬱金、

紫鬱金	紫鬱金	藥鬱金
蓬莪朮		爪哇薑黃
Curcuma phaeocaulis	*Curcuma zedoaria* *=Curcuma aeruginosa*	*Curcuma xanthorrhiza*
zedoary	zedoary	Xanthorrza、Javanese turmeric
紫ウコン、紫莪朮	紫ウコン、紫莪朮	クスリウコン、藥鬱金
蓬莪朮		爪哇薑黃或東骨薑黃
根莖 - 莪朮 塊根 - 綠絲鬱金		
莪朮	莪朮	
印度、馬來西亞、喜馬拉雅、泰國、中國	印度、馬來西亞、喜馬拉雅、泰國、中國	印尼、馬來西亞等熱帶亞洲
印度、中國、台灣、日本的沖繩、奄美大島、種子島、屋久島	印度、中國、台灣、日本的沖繩、奄美大島、種子島、屋久島	印尼、馬來西亞、泰國、台灣、日本的屋久島、種子島等
90-160 公分	90-160 公分	150-200 公分
0.02%	0.02%	1-2%
叢生分枝。肉質莖	叢生分枝。肉質莖	肉質莖。主根莖巨大
淡褐泛淡綠色	淡褐色	淡褐色
黃帶綠色	白帶淡紫色	橙黃色
強烈芳香，苦味	強烈芳香，苦味	強烈香味，微苦
綠色，葉片中央有紅紫色帶斑。葉形橢圓形，前端尖，葉背光滑	綠色，葉片中央有紅紫色帶斑。葉形橢圓形，前端尖，葉背光滑	綠色，葉片中間有紫色葉脈
穗狀花序呈圓柱狀，由根莖長出，包葉呈鱗片般堆疊而上	穗狀花序呈圓柱狀，由根莖長出，包葉呈鱗片般堆疊而上	穗狀花序呈圓柱狀，由根莖長出，包葉呈鱗片般堆疊而上
下部苞葉為暗綠色，上部為白帶粉紅紫色，黃色唇瓣花朵	下部苞葉為綠色，上部為紅色，黃色唇瓣花朵	下部苞葉為綠色，上部為粉紅色，黃色唇瓣花朵
春季 4-5 月	春季 4-5 月	夏季 6-7 月

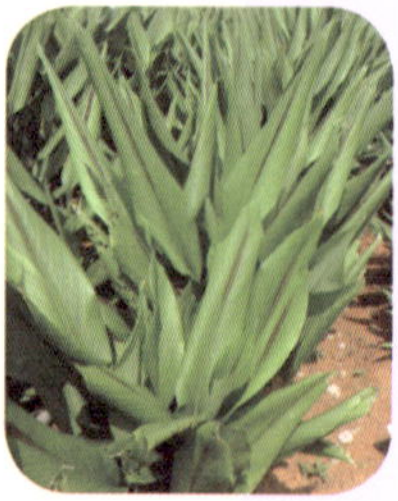

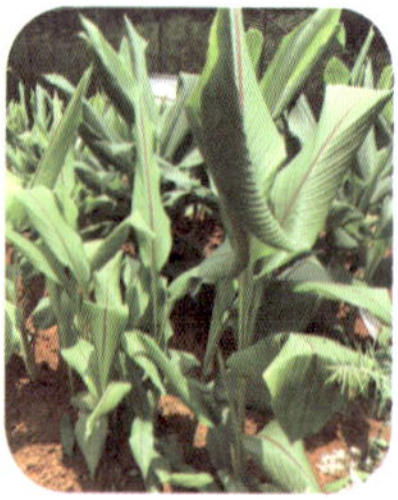

日本主要量產的薑黃種類

薑黃種類	春鬱金	秋鬱金	皇金薑黃
植物名	鬱金	薑黃	皇金薑黃
學名	*Curcuma aromatica*	*Curcuma longa L.*	*Curcuma longa L.*
英文名	Wild Turmeric	Turmeric	Turmeric
日本名	春ウコン、鬱金、黑郁金	秋ウコン	沖繩皇金
中文名	郁金、溫郁金	薑黃	皇金薑黃
中藥名	根莖 - 莪朮 塊根 - 鬱金	根莖 - 薑黃 塊根 - 黃絲鬱金	
日本生藥名	薑黃	鬱金	
原產地	印度、東南亞、中國	熱帶亞洲	熱帶亞洲
主要產地	中國、台灣、日本、東南亞	印度、中國、緬甸、泰國、台灣、印尼、馬來西亞、日本的沖繩、九州、屋久島、種子島等	泰國、日本、台灣
植株高度	100-180 公分	90-180 公分	150-180 公分
薑黃素	0.1%	秋薑黃 0.1% -1% 紅薑黃 4.5%	0.3%
根莖型態	叢生分枝。肉質莖	叢生分枝。肉質莖	肉質莖。分枝短少 主莖長 30-40 公分
根莖外部顏色	黃褐色	淡褐色	淡褐色
根莖內部顏色	鮮黃色	橙黃色	橙黃色
根莖氣味	濃烈香氣，苦味	特殊香味，微苦	特殊香味，微苦
葉片型態			
	綠色，呈長橢圓形、前端尖。葉面光滑，葉背有密集絨毛	綠色，長橢圓形，葉片正反面光滑無絨毛，有明顯的平行葉脈	綠色，長橢圓形，葉片 反面光滑無絨毛
花型態	穗狀花序呈圓柱狀，由根莖長出，包葉呈鱗片般堆疊而上	穗狀花序呈圓柱狀，從葉鞘中抽出花梗開花，包葉呈鱗片般堆疊而上	穗狀花序呈圓柱狀，從 鞘中抽出花梗開花，包 呈鱗片般堆疊而上
花色	下部苞葉為綠色，上部為淡粉紅色，黃色唇瓣花朵	下部苞葉為綠色，上部為白色滾粉紅邊或白色，黃色唇瓣花朵	下部苞葉為綠色，上部 白色滾粉紅邊或白色 色唇瓣花朵
開花期	春季 4-5 月	夏秋季 7-9 月	夏秋季 7-9 月
圖	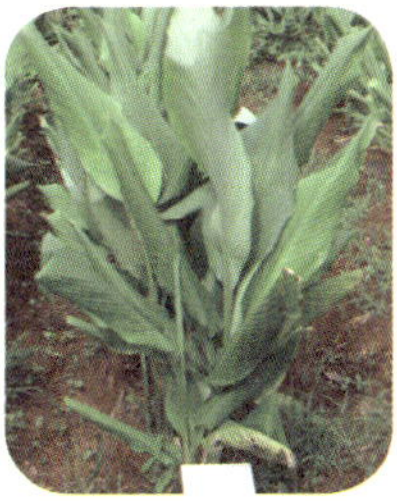	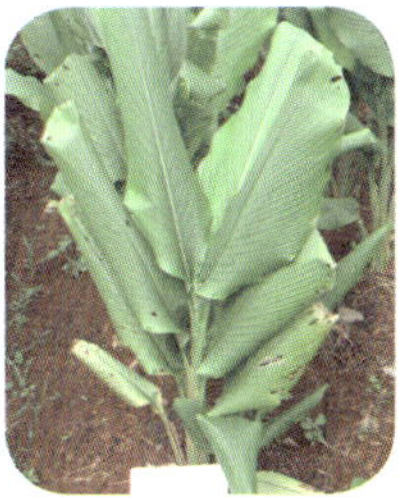	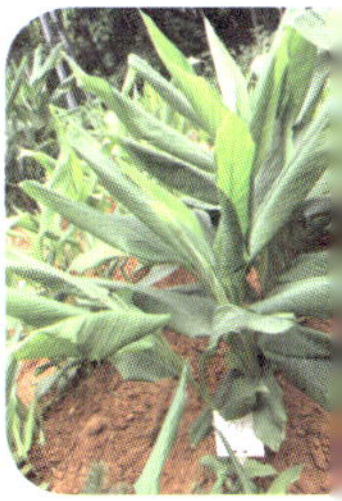

莪朮（紫鬱金）、紫鬱金、藥鬱金。

日本紫鬱金為什麼有兩種呢？因為日本將蓬莪朮與紫鬱金兩種植物，都當作紫鬱金使用。

在台灣，民眾比較少接觸藥鬱金（束骨薑黃），它是印尼傳統醫學的重要藥材，主要成分有類薑黃素（curcuminoid）、束骨薑黃醇（xanthorrhizol）、倍半萜類（sesquiterpenes）、α-薑黃烯（α-curcumen）、薑黃酮（turmerone）、樟腦（camphor）等。目前束骨薑黃在歐洲也開發作為膽汁分泌藥，其保健醫療效果已經受到全世界許多民眾公認。

關於日本流行的沖繩皇金薑黃，根據日本品種登錄資料顯示，皇金薑黃是*Curcuma longa L.*品種，但由於葉片長度、根莖大小和形狀，與正品秋薑黃有許多差異，經本人查訪皇金薑黃原產在東南亞，認為沖繩皇金薑黃品種的學名仍有待進一步確認。皇金薑黃根莖呈橘黃色，薑黃素含量僅〇・三％，遠低於台灣的紅薑黃。

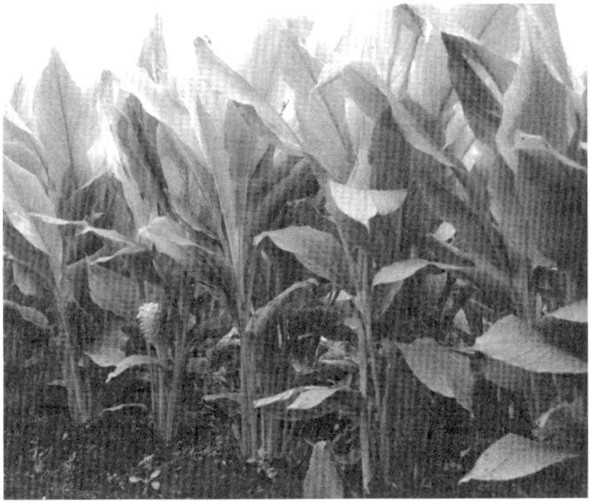

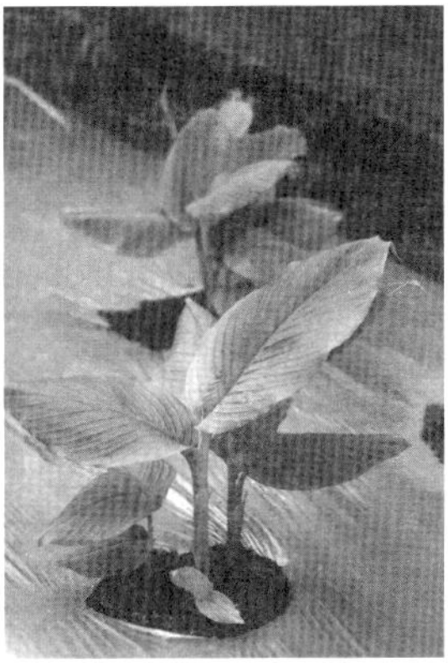

日本栽種的薑黃（鬱金）

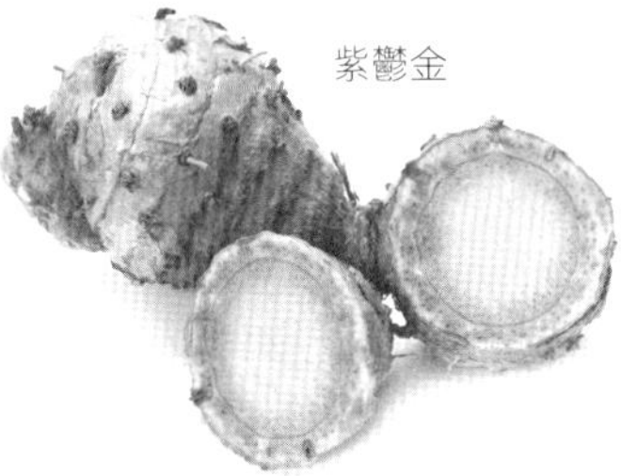

紫鬱金

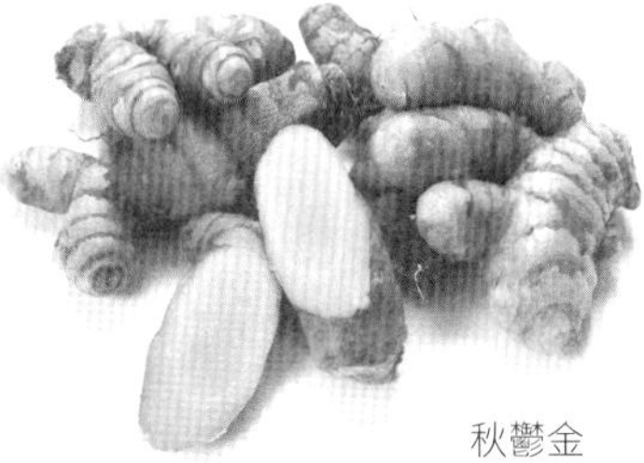

秋鬱金

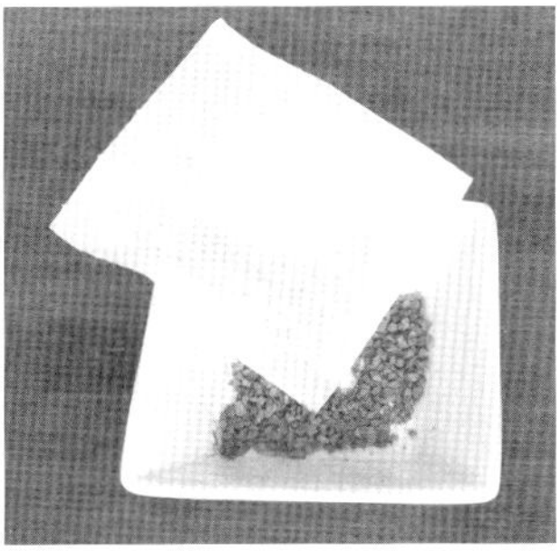

將乾燥的薑黃打碎後
製成薑黃茶包

台灣薑黃

台灣種植薑黃的歷史其實相當悠久*，早在二百五十年前清朝的《台灣通志》即有記載：「黃薑，以其末染諸香屑，為香線香餅，名黃香。乾龍眼必以黃薑末糝之，則色鮮黃，不生蠹。此薑黃即黃薑也，染黃色者多用之。」由此可知，清朝時期，在台漢人已經知曉薑黃的藥用、染色、防蟲功能。

據說，當年薑黃種植面積高達一百數十甲，每年外銷薑黃高達一千六百公噸。二次世界大戰期間，由於戰爭因素，日本無法從印度採購薑黃，所以改由台灣產薑黃來供應。到了二戰過後，台灣由於人力、土地價格日漸上揚，造成薑黃生產成本提高，甚至達到印度與東南亞的十倍以上，因此外銷訂單逐年縮減，種植面積也急遽減少，大家漸漸忘記過去這段歷史。

過去大約五十年的時間，由於台灣種植研究的薑黃，薑黃素含量為〇・

四%，專家學者們一直非常努力，並期待薑黃品種與成分研究能有所突破。直到二〇一二年，我在中興大學農藝系陳世雄教授與林宜信教授指導下，與第三方檢驗單位合作研究發現，台灣能生產總薑黃素高達五．八%的高品質紅薑黃，並且在許多研究單位與農友們合力努力推廣下，台灣薑黃產業終於重新受到大家的重視。

近年來，台灣的紅薑黃受到兩岸養生圈的重視，經研究確認總薑黃素含量可高達七．一%，經官方研究單位進行兩次抽查檢驗，確認薑黃素含量品質屬於業界第一等級，是秋薑黃的十五．七倍、春薑黃的一百一十八倍、紫薑黃的七百一十倍。目前，本人除了種植研究與日本相

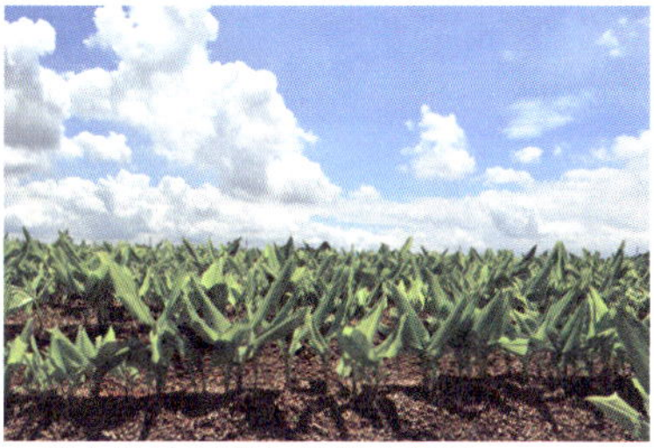

台灣南投的專業有機薑黃農場

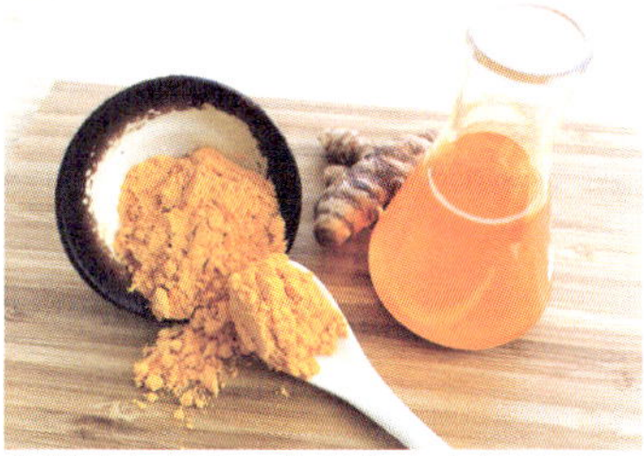

台灣的紅薑黃，總薑黃素含量品質屬於業界第一等級。

同的五種薑黃：春鬱金、秋鬱金、蓬莪朮、紫鬱金、藥鬱金（束骨薑黃），還蒐集廣西莪朮、皇金薑黃、芒果薑黃、女王鬱金等等各種薑黃，並積極篩選優良的薑黃品種，繼續為台灣薑黃產業的發展而努力。

印度薑黃

印度是薑黃在全世界最重要也最主要的產地，約佔世界薑黃產量的八〇%，佔世界出口量的六〇%。目前印度薑黃種植面積約十八萬四千公頃，每年可以生產出約八十五萬六千公噸的乾燥薑黃，平均每公頃土地生產四．六五公噸。在印度，薑黃品種約有四十～四十五種，主要種植可做香料與咖哩使用的薑黃（C. longa，另外也種植 Kasturi（C. aromatica）等品種。

在印度，主要透過雜交與營養系選拔（Clonal Selection）及種原庫選拔等方式，來選出高產量與高薑黃素的薑黃品種，目前已選育出如 Pragati、Kedaram、Alleppey Supreme 等品種，這些品種在研究中的薑黃素含量可達五～六％，新鮮薑黃產量可高達三十～三十九公噸／公頃。但根據研究發現，土壤、陽光、肥料、溫度、加工方法等各種因子，都會影響薑黃的產量與品質，因此印度市售薑黃品質與研究結果之間仍有些差距。

印度薑黃每年一月份採收，並以傳統工藝進行加工，也就是將採收後的薑黃清洗後，再用沸水煮到軟化，然後平鋪在約五～七公分厚的竹蓆上，在陽光下進行日光乾燥，大約曝曬十～十五天，薑黃含水量降到一〇％之後，再以機器進行拋光，磨去外表皮。為了增加賣相，有的農戶會再加入薑黃粉一起攪拌，使乾燥薑黃外表皮呈現金黃色澤，然後再裝袋銷售。不過由於光照會造成薑黃素分解，因此印度目前也在積極推廣機械乾燥，並建議最佳的乾燥溫度為六〇℃。

＊根據香料女王陳愛玲老師在論文《鄉愁味的跨界展演——臺灣薑黃再現》中，彙整過去台灣薑黃的輝煌年代與興衰。

目前根據印度研究分析發現，印度市售薑黃產品的薑黃素含量，有品牌的薑黃素含量約為二・二～三・七％，沒有品牌的約為〇・三～二・六％。基於衛生與品質狀況，印度薑黃主要當作香料與製作咖哩或染料等用途，而作為食物

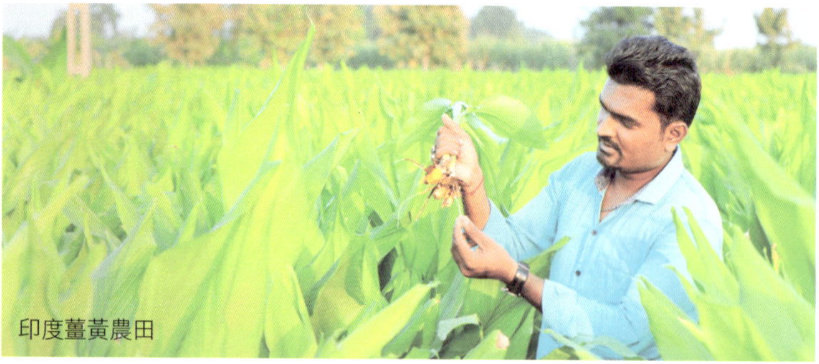

印度薑黃農田

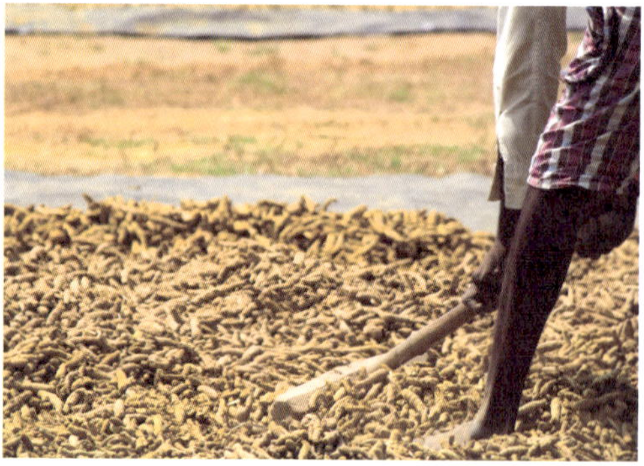

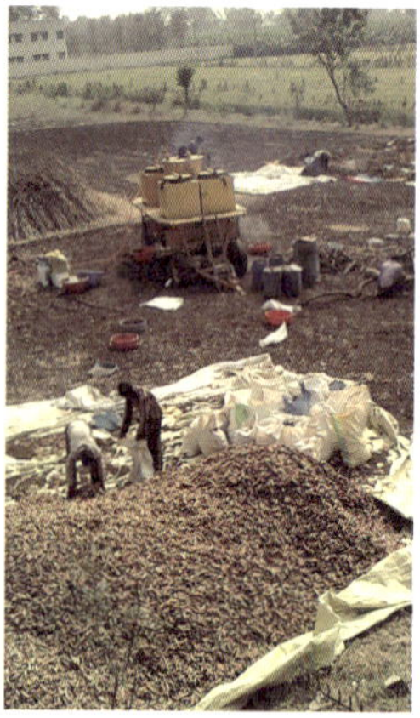

薑黃收成後進行加工，先蒸熟後乾燥。

（右圖：By User:Abhi - Own work, CC BY-SA 3.0, https://commons.wikimedia.org/w/index.php?curid=33594039）

使用時，必須經過高溫加熱以確保安全性。如果當作藥用或保健使用，主要透過萃取濃縮技術，將薑黃素含量二%的薑黃濃縮成總薑黃素九五%的萃取物，才能供作藥用。但研究發現九五%純薑黃素無法被人體吸收利用，因此有印度廠商研究發現九五%總薑黃素與胡椒素（BioPerine®，九五%胡椒鹼）混合食用，可以增加二〇〇〇%（二十倍）的薑黃素吸收量。

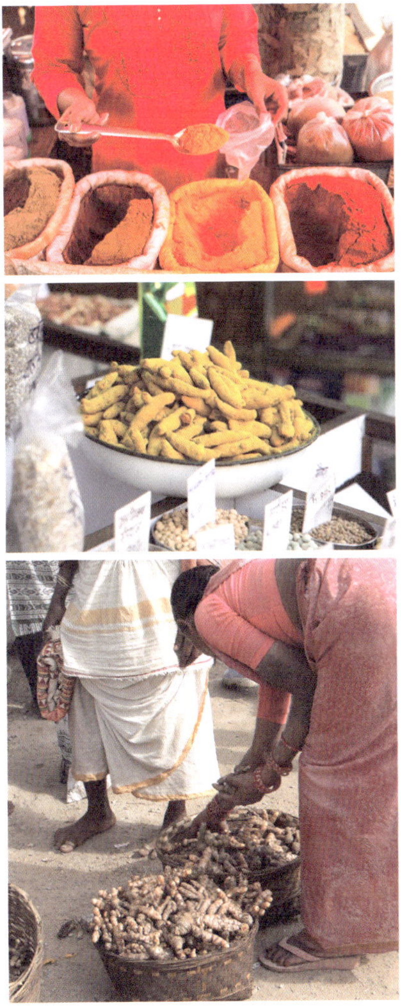

印度市集上販賣的新鮮薑黃；香料市場也有乾燥的薑黃及薑黃粉出售。

韓國薑黃

根據記載，韓國王朝的薑黃是十五世紀時由琉球王朝的王子所贈送，而韓國王朝會以小米酒浸泡薑黃，或將薑黃乾燥後再壓碎製成藥丸來使用。由於薑黃具有活血止痛、行氣解鬱的功效，因此在韓國王朝，薑黃用來改善血液循環、消除疼痛、促進新陳代謝，並通過改善肝膽功能來提升身體健康。當時，連馬匹生病時也會使用薑黃進行治療。此外，在韓國的《東醫寶鑑》（一六一〇年）中亦記載，薑黃可以用來改善月經疼痛等問題，因此薑黃在韓國的使用歷史也是相當悠久。

根據研究結果顯示，韓國所生產的秋薑黃，總薑黃素含量達一・一二%，品質優於日本秋鬱金（秋薑黃）。一九九二年開始在珍島試種薑黃，一九九六年成功量產。珍島農民每年在四月前將薑黃根莖種到土中，十一月後進行採收與加工。韓國的薑黃業者將這些薑黃加工成薑黃粉、薑黃茶、

薑黃丸、飲料、酒、巧克力、化妝品與肥皂等等產品。韓國珍島薑黃產量佔韓國八〇%，因此二〇〇八年「珍島薑黃，진도군」被註冊為地理標籤，二〇一四年更被評選為韓國區域戰略食品，訂定為重要促進發展產業。

爪哇薑黃

印尼的薑黃種類很多，一般人主要使用秋薑黃（*C. longa*）與爪哇薑黃（*C. xanthorrhiza*）。在印尼民眾愛喝的薑黃飲料中，爪哇薑黃是重要的原

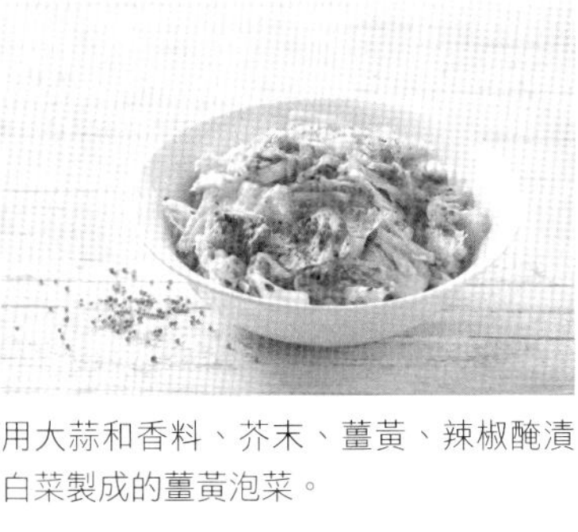

用大蒜和香料、芥末、薑黃、辣椒醃漬白菜製成的薑黃泡菜。

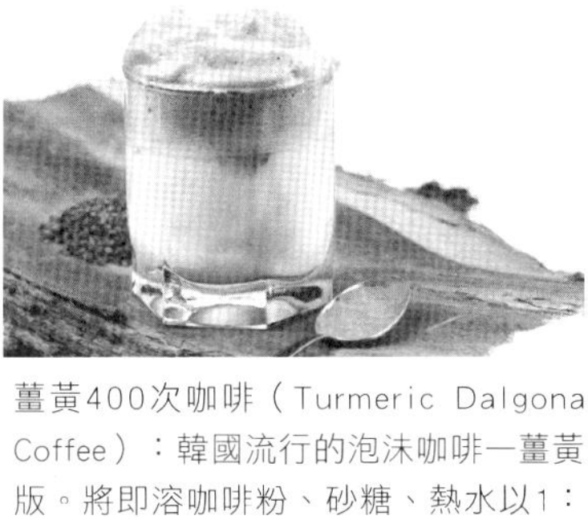

薑黃400次咖啡（Turmeric Dalgona Coffee）：韓國流行的泡沫咖啡—薑黃版。將即溶咖啡粉、砂糖、熱水以1：1：1的比例，以及適量薑黃粉，攪拌均勻後，快速打發成綿密泡沫狀。

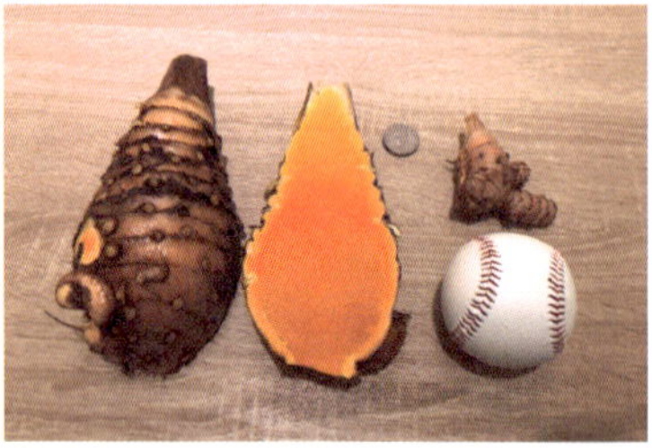

束骨薑黃體積碩大

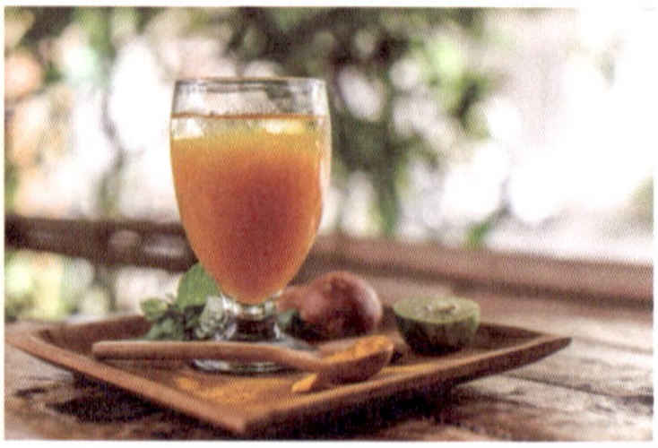

已盛行千年的印尼傳統草本飲料Jamu，據信具有提高免疫力等功效，因新冠肺炎疫情大流行再度翻紅。近來更有人研發出採用濃縮咖啡萃取方式來製作Jamu，以及加入蘇打水、糖、檸檬等創意飲法，讓Jamu更好入口而受到歡迎。

料。在新冠肺炎疫情影響下，包括爪哇薑黃在內的Empon-empon*製成的健康草本飲料「Jamu」更加受到熱烈歡迎。此外，以爪哇薑黃加工製成的氣泡飲料與喉糖等產品，也外銷全世界。

爪哇薑黃又稱為束骨薑黃，在日本被稱為藥鬱金。爪哇薑黃原產於印尼與馬來西亞，作為傳統藥用植物，並用於食品和藥品。根據歐洲藥典與國際期刊記載，束骨薑黃為薑黃屬植物*C. xanthorrhiza*，這種薑黃的葉片高度可達二公尺，葉片中央有一長條的帶狀紅色斑紋特徵，根莖長得比壘球還大，甚

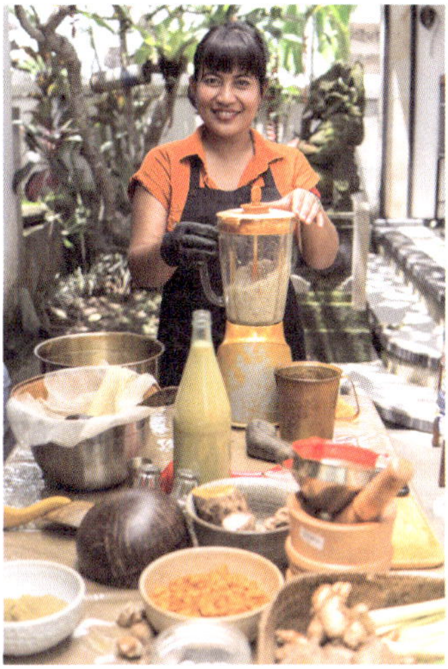

爪哇薑黃是Jamu的主要原料之一，須經過拌炒、和其他材料一起熬煮打成汁。市場有賣原料，也有小販製作販售。

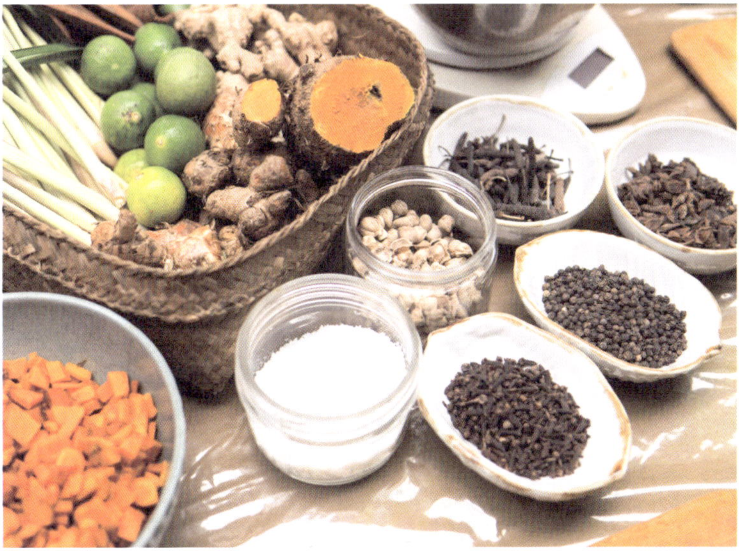

至被比喻為「牛的睪丸」，其切面呈橙黃色，薑黃素含量約為一～二%。因此，台灣市面上的爪哇薑黃或束骨薑黃，並不是正品的束骨薑黃（*C. xanthorrhiza*），應是名稱受到誤用，實際上是秋薑黃（*C. longa*）。

束骨薑黃含有一種特殊成分——束骨薑黃醇（xanthorrhizol），已被證明含有多種的生物活性，具有抗癌、抗微生物、抗發炎、抗氧化、降血糖、降血壓、腎保護、保肝等作用。束骨薑黃醇的抗腫瘤作用是近年來研究熱點之一，研究指出束骨薑黃醇能抑制乳腺癌與結腸癌的癌細胞，並能抑制癌細胞相關蛋白的表達。雖然束骨薑黃的薑黃素含量不高，但其他特殊成分使它具有極高的保健價值，因此被歐洲藥典收載作為植物藥之一。

* empon-empon：多種香料草藥的組合，用來製作傳統飲料。

薑黃國際市場產品種類多，品質差異大

在純天然薑黃產品中，分級標準①是指經加工乾燥後，仍未粉碎的原型薑黃；②是依據傳統方法加工而成的傳統薑黃產品，包含薑黃粉、薑黃顆粒、薑黃片等，加工過程並不符合食品衛生規範；③食品級薑黃粉雖然符合食品良好衛生規範，但衛生品質還未達到可直接食用的等級。因此，①～③的薑黃不建議直接食用，都需要經過進一步處理或加熱料理後才能入口。

④保健級或健康食品級的薑黃，符合健康食品衛生標準與中藥典品質規範；⑤醫藥級薑黃則經有機栽培，並符合WHO訂定的GACP規範與健康食品衛生標準及中藥典品質規範，可以作為保健與醫療使用。

食品級薑黃在經萃取濃縮後，可以製成⑥含薑黃萃取物產品，與⑦高濃縮薑黃萃取物。由於⑦萃取物這類高濃度薑黃素，經研究證實無法被人

在歐洲等國際市場會依據不同加工方法分為以下七種資格，我將資料彙整分級如下：

分類	天然薑黃				
種類	①	②	③	④	⑤
分級	D 級	D 級	C 級	B 級	A 級
薑黃產品規格	原型薑黃	傳統薑黃粉、薑黃顆粒、薑黃片	食品級薑黃粉	保健級薑黃膠囊	保健醫藥級薑黃粉、薑黃膠囊
加工規格	乾燥薑黃	切片、磨碎、磨粉	符合食品良好衛生規範，研磨、包裝	符合健康食品衛生標準與中藥典品質規範，研磨、充填、包裝	經有機栽培，並符合 WHO 訂定的 GACP 規範與健康食品衛生標準及中藥典品質規範，研磨、充填、包裝
用途	薑黃原料	料理	料理	保健	保健醫療
圖例	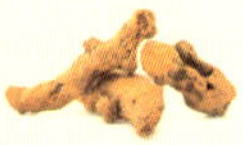	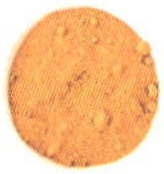 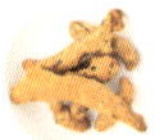 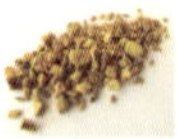	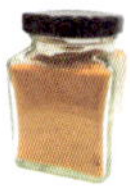	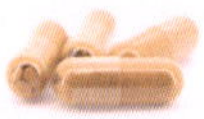	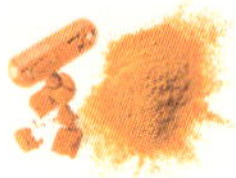

分類	萃取濃縮薑黃	
種類 / 分級	⑥	⑦
薑黃產品規格	含薑黃萃取物、膠囊或錠或滴丸	95%萃取物
加工規格	萃取濃縮、充填打錠、包裝	萃取濃縮、充填包裝
用途	保健	保健
圖例	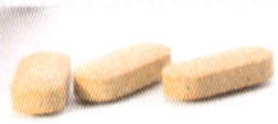	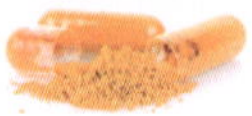

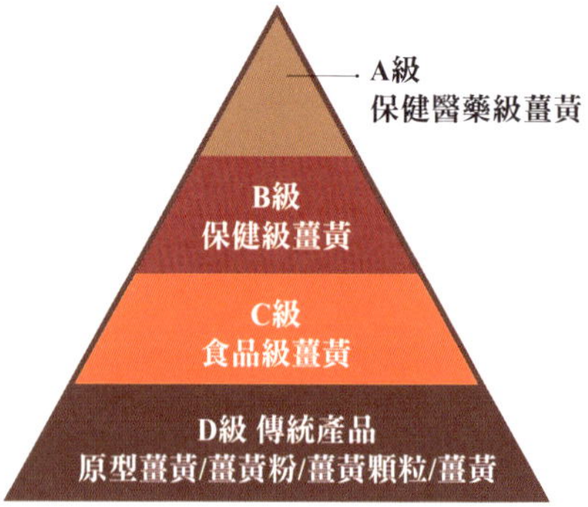

體吸收，必須在製作過程中添加促進吸收的成分，例如：胡椒鹼、兒茶素、卵磷脂、蛋白質、胺基酸、油脂等，來製成可吸收並有保健功效的第⑥類產品，所以目前市售的薑黃萃取產品以第⑥類的產品為主。製程中主要在萃取總薑黃素成分，而其他的保健和幫助薑黃素吸收的成分，經過萃取流程後都已所剩無幾，因此造成薑黃素無法吸收，必須混合其他成分後才能被吸收。

在歐美、台灣等世界各地，有許多崇尚傳統天然草本產品的民眾，不喜歡經過濃縮萃取的薑黃產品，因此會選擇天然的薑黃產品。根據國際研究指出，薑黃加工不當可能含有大量的微生物與細菌性病原體（大腸桿菌、沙門氏菌、綠膿桿菌和金黃色葡萄球菌），對孕婦、銀髮族、小孩、糖尿病患者、免疫力較低的民眾會有健康影響，所以有衛生品質疑慮的天然草本薑黃，可能會對民眾有健康的危害。

在天然薑黃產品中，依據食品衛生與成分品質規範，可以分四個等級。

目前市售幾乎都是C級與D級的薑黃為主，B級的薑黃非常稀少，而符合A級保健醫藥級標準的薑黃，則少之又少，在全世界十分稀有珍貴！

薑黃在過去數千年的使用中一直很安全，並大量添加在咖哩中食用。現代許多動物或人類臨床研究中，並未發現薑黃具有任何毒性作用。成人每天食用純薑黃素十二公克也沒有副作用，因此民眾不用擔心保健醫藥級薑黃粉食用安全性問題。在台灣，有民眾因特殊情況，一天食用一百二十公克保健醫藥級薑黃，身體健康達到明顯調整，隔天身體正常如昔，生龍活虎。

除了「薑黃素」，薑黃精油更重要！

薑黃素是在一八一五年時，由德國科學家Vogel和Pelletier首次分離出來，並於一八七〇年首次從薑黃根莖中純化成薑黃素結晶，一九一〇年由波蘭科學家確定化學結構，而直到一九四九年，有關薑黃素的活性研究才在《自然》（Nature）雜誌上第一次發表，所以薑黃的應用與研究是經過時間的千錘百煉。目前薑黃與薑黃素的研究報告已經累積發表高達三萬六千零八十九篇（至二〇二〇年七月二十日為止），過去十年內增加三萬三千六百零九篇研究，是近十年來全世界傳統藥學研究中最熱門的藥用植物。

薑黃素是秋薑黃主要的指標成分與活性成分之一，研究證實薑黃素具有許多的保健機能與藥理活性。其實，薑黃除了含有總薑黃素外，還有高量薑黃精油，是由多種揮發性倍半萜烯類、單萜類和其他芳香族化合物成分所組成，已證實的藥理活性包括了抗發炎、抗癌、抗氧化、抗血栓、抗病毒、抗菌、降膽固醇、治

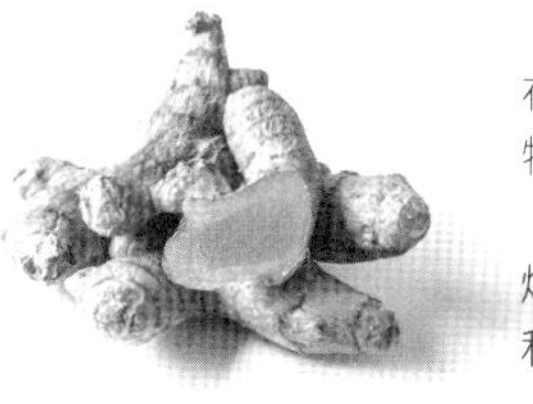

在乾燥的秋薑黃根莖中，含有約70%的碳水化合物，6-13%的水分，6%的蛋白質，3-6%的薑黃精油（水芹烯、檜烯、桉葉油醇、冰片、薑油烯和倍半萜烯），5%的脂肪，3%的礦物質（鉀，鈣，磷，鐵和鈉），3-6%的總薑黃素（curcuminoids）等。

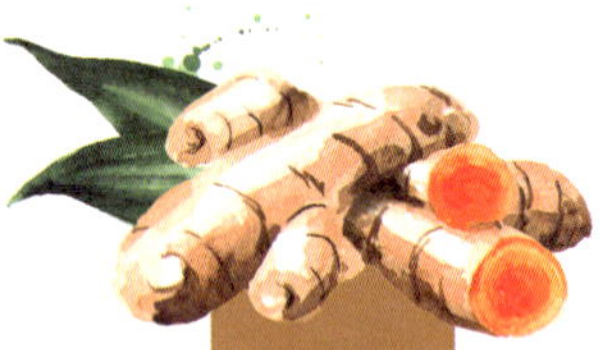

台灣薑黃最新研究成果

療糖尿病、降血壓、利尿、保肝、治療腹瀉與風濕等功效，並且具有增強免疫功能、促進血液循環、加速新陳代謝與刺激消化等功能。因此，民眾在購買時，也可以注意薑黃粉中是否含有薑黃精油。

含有薑黃精油的薑黃屬植物很多，包含秋薑黃、春薑黃、紫薑黃、白薑黃、束骨薑黃等等。但是，薑黃精油容易因為品種、環境、氣候、栽培方法、肥料、生長期、收穫時間和分析方法等因素而產生差異，因此並不是所有市售薑黃都含有薑黃精油，消費者在購買時應當慎選。

薑黃主要是使用它的根莖部位，由於秋薑黃的根莖斷面呈橙黃色，所以又稱黃薑黃或黃薑，總薑黃素含量大約為〇．三～三％。但如果秋薑黃的總薑黃素含量高於四．五％時，薑黃的斷面會呈橘紅色，這樣的秋薑黃又被稱為紅薑黃。

根據日本與台灣研究發現，紅土上種植出來的紅薑黃品質最好。目前，在台灣萬年紅土上以有機自然生態農法方式栽培的紅薑黃，總薑黃素含量可高達到

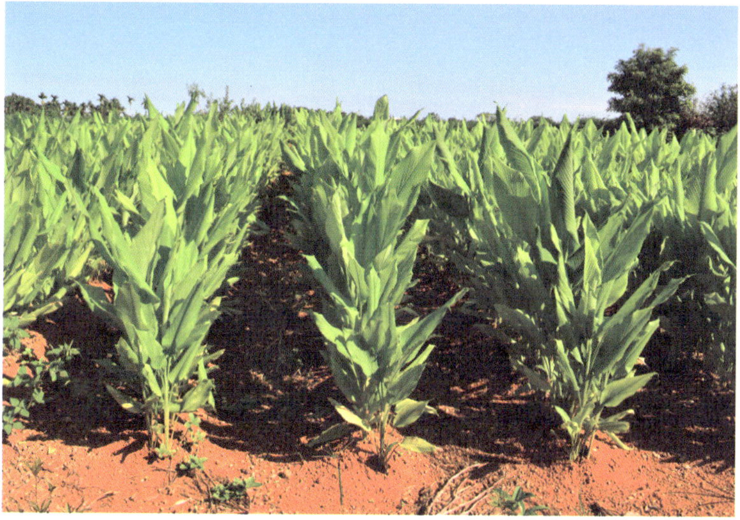

種植在萬年紅土上的紅薑黃

七・一%，比一般紅薑黃與韓國薑黃高出約七倍。

雖然紅薑黃是秋薑黃的其中一種，但秋薑黃的總薑黃素含量要達到四・五%以上是很不容易的，所以真正的台灣紅薑黃非常稀有珍貴。

台灣產紅薑黃品質領先全球

經由相關專家學者的努力，已使得台灣產紅薑黃的總薑黃素含量高達六~七%，並繼續往一〇%目標邁進。在台灣，雖然薑黃種植面積不如印度等國家，但已有業者可以生產符合世界各國食品衛生標準與中藥典品質規範的紅薑黃。

目前市售薑黃的總薑黃素含量，依序為台灣產紅薑黃（七・一%）大於印度薑黃（三・七%），大於韓國薑黃（一・一%）等於爪哇薑黃（一・一%），大於市售知名紅薑黃（一%），大於秋薑黃（〇・四五%），大於皇金薑黃（〇・三%），大於春薑黃（〇・一%），大於紫薑黃（〇・

〇二％），大於芒果薑黃（〇．〇一％）（以上分析數據來自國際研究報告）。台灣紅薑黃品質領先全球，可說是另一個台灣之光！

此外，薑黃素含量只是薑黃的品質要件之一，其他要素還包括了薑黃精油、薑黃多醣、衛生品質、污染物含量等。目前台灣學者透過研究，已大幅提升台灣紅薑黃的品質與價值，通過ＳＧＳ八八〇多項健康食品衛生標準與中藥品質規範。研究成果也受到台灣與國際醫藥學專家與薑黃專家的高度評價，顯示台灣的紅薑黃品質已經是世界一流。因此，國人購買薑黃時，建議不要有外國的東西比較好的舊迷思。

台灣薑黃粉直接食用，即可調整身體機能

有研究指出，純薑黃素與薑黃粉的保健成分無法被人體吸收，對人體機能調整效果不明顯，所以並非所有薑黃粉都有助於健康。尤其進口薑黃

粉主要是當作料理使用，健康機能調整效果有待研究確認。

台灣研究的保健醫藥級的薑黃，經過中興大學、台中改良場、嘉義大學等研究單位進行多次小鼠動物實驗證實，直接食用薑黃粉或搭配溫開水食用，就能有效調整小鼠的健康機能（薑黃對人體健康機能調整功效，請參考本書第二章內容）。

目前許多台灣與海外民眾在食用台灣薑黃後，身體健康狀況也有明顯的改善，證明台灣高品質的天然薑黃粉，不必另外添加胡椒素、油脂或卵磷脂等成分，也可以被吸收並達到身體機能調整功效。如果民眾想再提高薑黃保健成分的吸收率，和胡椒粉、牛奶、豆漿、烏龍茶、蜂蜜、酒等一起食用也是可以的。

台灣薑黃博士教大家，DIY種植料理薑黃

薑黃是藥食同源的作物，在台灣，薑黃的生長期約為二百一十至二百四十天左右。大約在六月初的端午節前後會大量發芽出土，八至十月時是薑黃地上部生長發育最旺盛的時間。八至九月時，部分秋薑黃植株會開花，但開花比例並不高，因此要欣賞秋薑黃的花必須耐心尋找。

到了十月下旬，地上部發育逐漸停止，由於缺水與氣溫降低等因素影響，秋薑黃的下位葉片開始黃化，此時，地上部養分會陸續送到地下根莖儲藏，並在十二月下旬時全株葉片逐漸枯萎，到了隔年一月中、下旬，地上莖葉便會全部乾枯。

下頁圖表列出薑黃栽培的流程，有興趣的讀者不妨在家中試著種植料理薑黃，享受作物帶來的美好成果。

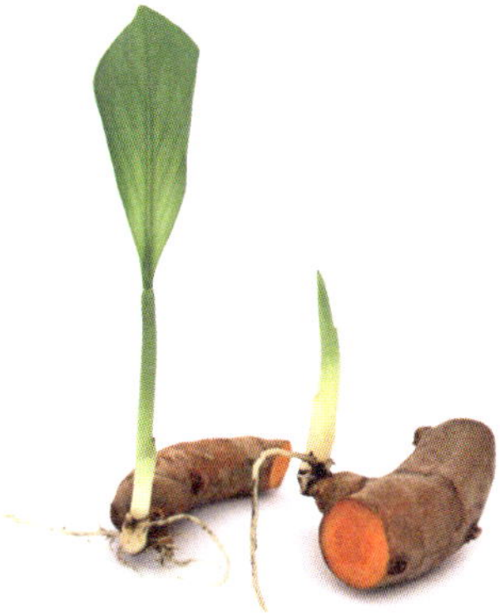

階段	作業項目	作業內容	作業時間
1	栽培地點選擇	薑黃原產在熱帶與亞熱帶植物，喜歡高溫多濕、陽光充足與充沛的雨量，最適合在土層深厚、肥份肥沃、排水良好的土壤上生長良好，土壤適宜 pH 值範圍為 4-7。	2 月上旬
2	種原選擇	選擇無病蟲害的優良薑黃種植材料，以根莖切面顏色偏橘黃，並泛油光為佳。	2 月中旬
3	種莖選擇	將薑黃根莖分拆成小塊根莖後，從中選擇大約 20-30 公克、肥大無病蟲害的根莖作為種莖。在陽光下曝曬 1-2 天，使種莖傷口乾燥。	2 月下旬
4	鬆土	薑黃為根莖類作物，喜深厚土壤，一般要將土壤充分打碎以便種植作業。種植時需挖深約 15 ～ 20 公分的洞，再將薑黃埋入土中。	3 月上旬
5	基肥施用	以每株 40 公克做為基肥施用標準，將有機肥施入土中。	3 月上旬
6	播種定植	每年 3 月中旬至 4 月初是薑黃種植時期，將種莖栽植於土中，覆上 10公分土壤，並充分澆水，以利薑黃幼芽之生長。薑黃種莖種植後大約需經過 60-75 天才能發芽出土。台灣薑黃種植後，約在 5 月底至 6 月初萌芽。	3 月中旬
7	覆蓋物鋪設	薑黃種莖種植覆土後，土壤上最好覆蓋花生殼或薏苡殼來抑制雜草，避免水份及土壤流失。	3-4 月下旬
8	澆水	薑黃水分管理━乾旱時可每週澆水 1-2 次，在上午澆水 30-45 分鐘，不宜在晴天中午進行，避免溫熱的灌溉水造成傷害。	4-10 月
9	除草與追肥	薑黃種植後，每 3-4 週進行一次除草作業。8 月中旬薑黃生長旺盛，在雜草生長弱勢之後便可停止作業。薑黃萌芽 2 個月後（約 7 月中旬）配合除草工作進行追肥作業，每株追施有機肥 40 公克。	7-8 月上旬
10	病蟲害防治	薑黃栽培常見的主要病害有根腐病與葉黃斑病，可以使用木黴菌或放線菌來降低病害發生。主要蟲害為雞母蟲與薑黃螟蟲，若有嚴重雞母蟲危害，可以在種植薑黃時適量施用苦茶粕、矽藻土來防治。此外，栽培時最好拉開每株距離，避免過度密植，以避免病蟲害的發生與蔓延。	6 月 - 10 月
11	採收	大概在種植後 8-9 個月，地上部枯黃時即可採收。台灣薑黃的收成時間約在 12 月底至隔年 2 月。採收薑黃是將根莖掘起後洗淨泥土，即可作為料理使用。	1 月上旬至翌年 2 月下旬

薑黃採收、使用及儲藏特別注意細節

①若薑黃已發霉或腐爛，不可食用，請直接丟棄！

②使用薑黃時，如果有器具或衣服沾染到黃色，可以用七五％酒精清潔，或將物品放在太陽下曝曬數日，即可光分解。

③新鮮薑黃採收後，可以常溫乾燥儲藏，三月過後放入冰箱儲藏。由於十至十二℃以下低溫會造成薑黃根莖因寒害而腐爛，因此冷藏時必須先用報紙與塑膠袋包裝，以避免失水或造成低溫寒害。

④有研究報告指出，薑黃素遇到光照會分解，所以薑黃加工時，學者不建議薑黃採用日光乾燥，以避免降低品質。

⑤食用薑黃時，建議將薑黃粉碎，可以促進薑黃成分溶出，提高保健功效。

⑥薑黃含有精油，粉碎的薑黃若與塑膠容器接觸，會造成塑化劑溶出，

因此不能將薑黃放在塑膠容器或塑膠袋中，以避免吃到被塑化劑污染的薑黃。

⑦薑黃最佳包裝容器為玻璃瓶。

⑧種植薑黃時，民眾可以使用塑膠盆，但千萬不要使用保麗龍箱來栽種，以免薑黃吸收保麗龍所釋出的有毒物質，而影響薑黃食用安全性。

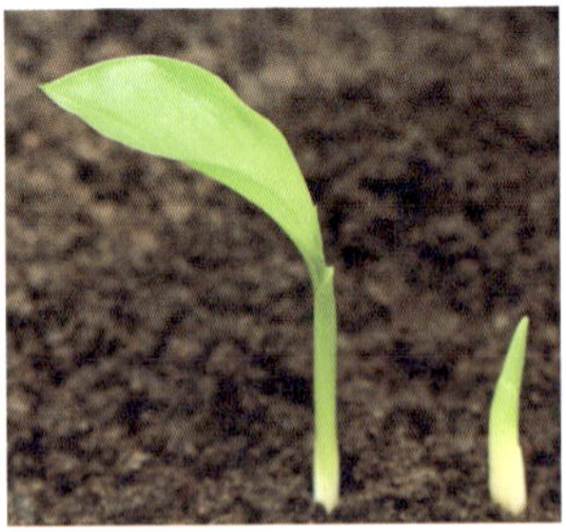
薑黃嫩芽

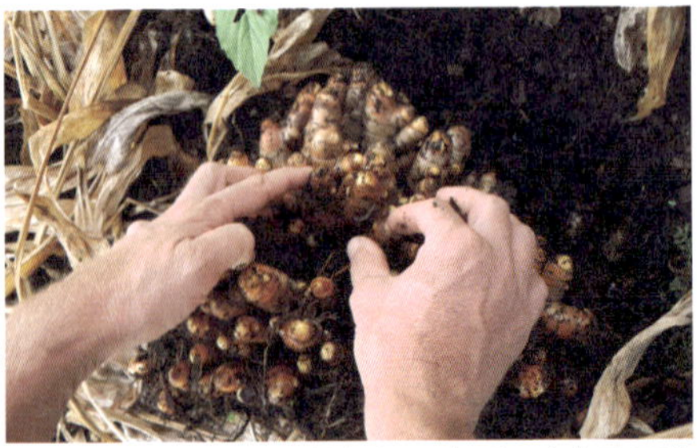
採收薑黃是直接將根莖掘起，洗淨泥土後即可作為料理使用

薑黃吃多了皮膚會不會變黃？

根據研究發現，薑黃抗氧化的效果比維生素C與維生素E高二～四倍，因此對於促進新陳代謝與養顏美容有很大的幫助。許多愛用者長期食用並未產生皮膚變黃的問題，因此不用擔心會變黃臉婆！

第 4 章

薑黃怎麼選、如何用？

——一次搞懂眉眉角角

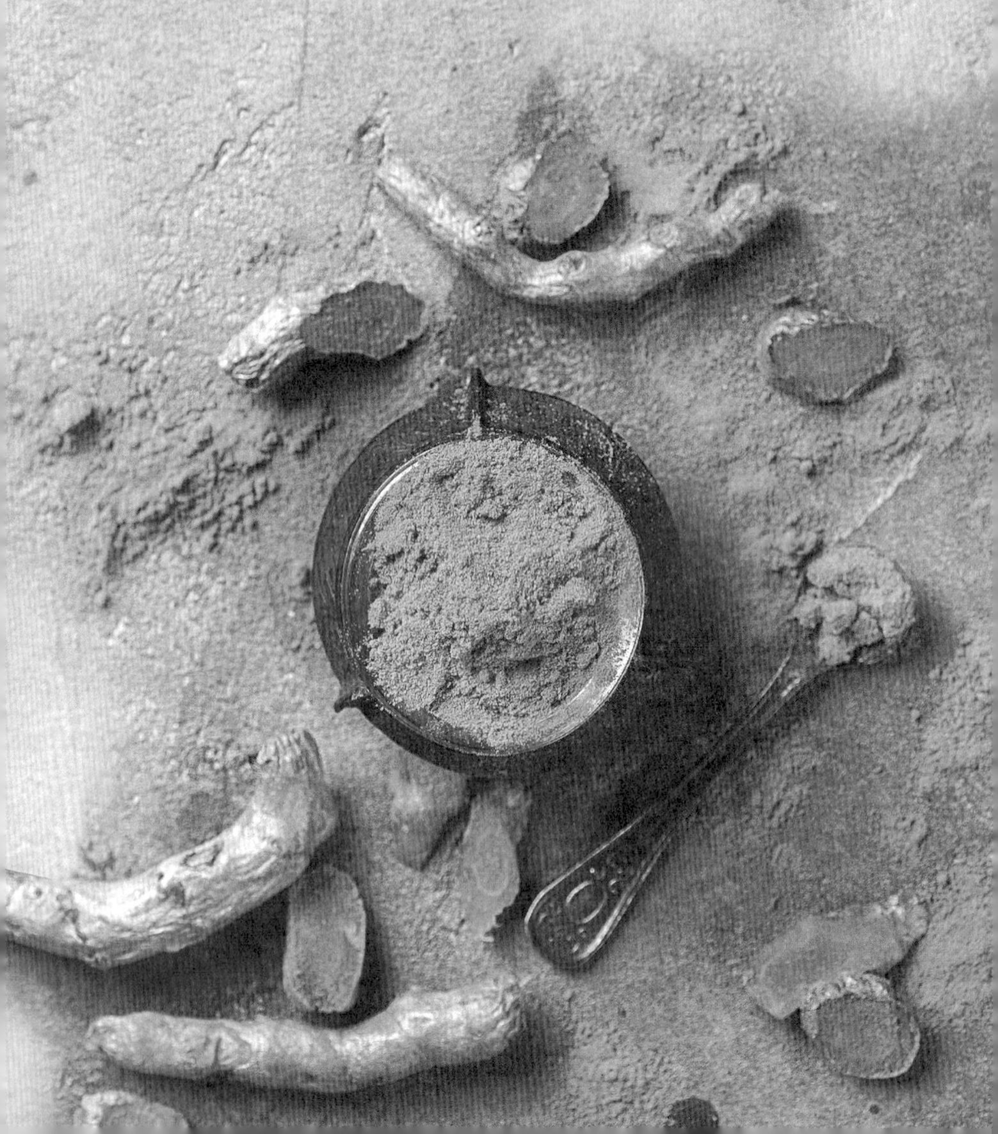

生鮮薑黃、薑黃乾片、薑黃粉，該怎麼選？

常有消費者對於究竟該食用新鮮薑黃、乾燥薑黃片、還是薑黃粉感到困擾。在印度與東南亞等地，主要以新鮮薑黃入菜，用來烹煮咖哩或南洋料理等等。但新鮮薑黃主要生產季節在每年十二月至隔年四月，如果想要全年都有薑黃可以使用，便要選擇乾燥薑黃。

一般市場銷售以薑黃粉與乾燥薑黃片為主，但如果以方便性與成份吸收二方面來看，則建議使用薑黃粉。因為薑黃粉是粉碎性植物組織，細胞經過破碎，有助於加速薑黃素等保健成份釋出，提升人體吸收速率與效果。

在購買薑黃粉或薑黃片時，要用視覺與嗅覺來分辨薑黃品質，產品不能有蛀蟲或褪色、灰黑色等問題。氣味建議選擇有新鮮薑黃花果香味，若有霉味、異味或不喜歡的嗆味時，則不建議購買。

此外，包裝建議以玻璃瓶為最佳，用塑膠罐或塑膠袋包裝的薑黃會有塑化劑污染問題，不建議購買。消費者在購買薑黃產品時，務必檢視廠商是否有合格品質與衛生檢驗報告，避免購買到品質不良或有衛生問題的產品，以免食用後可能造成腹痛、腹瀉、過敏、頭暈、嘔吐，甚至有微生物或寄生蟲感染等造成健康損害。

中藥店賣的薑黃，與市售的薑黃粉有什麼不同？

在台灣、中國、日本、歐盟及美國等國藥典中所記載的薑黃藥材，主要是指秋薑黃（*C. longa L.*）這個品種的根莖藥材。在台灣要當作藥材使用時，它的品質必須符合多項台灣中藥典標準，因此在中藥店銷售的薑黃按規定必須符合這樣的品質要求，建議

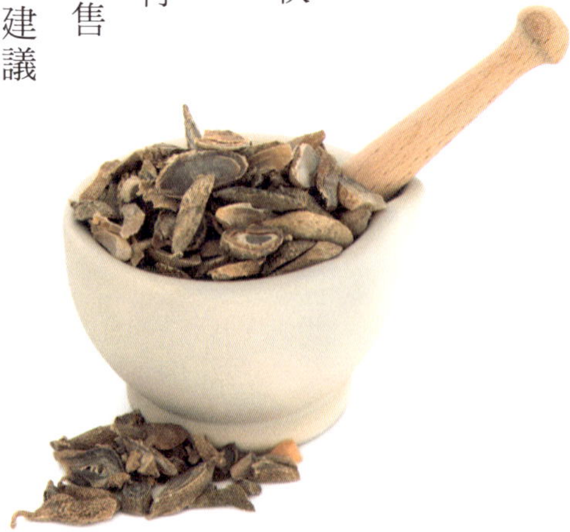

民眾可以請相關業者出具品質檢驗證明。目前許多市售秋薑黃粉，由於基原（指正確的中藥材品種與來源）或成分與品質規格不符合台灣中藥典規範，所以不能做為藥材，藥廠無法採購使用。因此，公部門與研究單位及相關生技廠商，都不建議農友在沒有後續合作廠商或銷售管道的情況下，種植與生產任何的作物，以避免後續相關問題。

目前有廠商為了銷售薑黃產品，以不實數據或行銷話術誤導消費者，例如：薑黃粉薑黃素含量二〇％、薑黃產品薑黃素含量九五％，是薑黃粉的三十倍；進口的薑黃宣稱台灣農場生產等等，誤導情況屢見不鮮；任意標示為紅薑黃產品名稱的。常有業者對於薑黃屬植物不瞭解，將相關資料指鹿為馬，把秋薑黃當作春薑黃、爪哇薑黃或束骨薑黃等情況，造成薑黃資訊相當混亂。所以，消費者購買薑黃粉時，建議最好慎選由台灣專業薑黃廠商生產的產品，畢竟要吃進肚子裡的東西，還是要好好選擇。

薑黃家族各所長，該如何利用？

目前研究發現，薑黃屬植物共有一百至一百三十四種（實際數目生物學家無法明確確定）。薑黃屬植物的根莖在印度、泰國、馬來西亞、尼泊爾等國家都被當作藥用，用來治療肺炎、支氣管炎、腹瀉、痢疾、傷口感染、膿腫和昆蟲叮咬等等。

在咖哩的配方中，秋薑黃大約佔一〇～三〇％，秋薑黃根莖中主要含有碳水化合物（最多，約六九．四％）、蛋白質、脂肪、和礦物質等成分。秋薑黃的根莖中除了含有總薑黃素外，也含有豐富的精油成分，經過鑑定，薑黃精油中共可分離出數百種化合物。

各種薑黃中，紅薑黃與秋薑黃才含有高量薑黃素，而春鬱金與紫鬱金、白薑黃、束骨薑黃、芒果薑黃及藍薑黃，則薑黃素含量較低，但它們另外含有許多秋薑黃所沒有的特殊保健成分，例如：莪朮酮、莪朮醇、束骨薑黃醇、莪朮二酮等等。

根據國際醫學研究報告，紅薑黃、秋鬱金、春鬱金與紫鬱金及束骨薑黃，都具有調整體質、促進新陳代謝、抗腫瘤、抗發炎、降血糖、降血脂、降膽固醇、保護肝臟機能、改善腸胃功能、改善痔瘡、消除宿醉等等相近的功效。

依據不同季節、身體狀況、使用目的來選擇

許多學者研究都指出，薑黃會因為品種、栽培環境、栽培技術、加工技術等因素，而影響品質，造成保健與醫療成分及功效的巨大差異。所以，購買薑黃時務必精挑細選，購買經過專家學者品質把關的薑黃才有保障。

此外，《本草綱目》記載：「薑黃、鬱金、蒁藥三物，形狀功用皆相近。但鬱金入心治血；而薑黃兼入脾，兼治氣，蒁藥（莪朮）則入肝，兼治氣

C. zedoaria 莪朮（白薑黃） *C. kwangsiensis* （廣西莪朮）	*C. xanthorrhiza* 束骨薑黃	*C. amada* 芒果薑黃	*C. caesia* 藍薑黃 （印度「黑鬱金」）
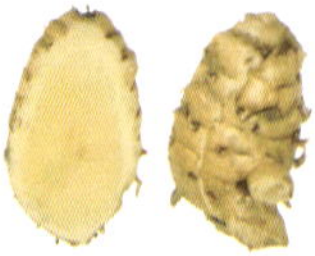	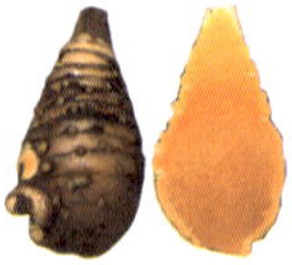	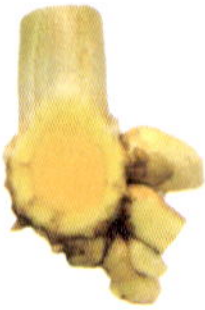	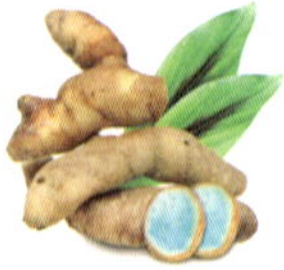
倍半萜類和單萜類、莪朮烯、薑油烯、莪朮二酮、莪朮酮、桉葉油醇、β-倍半萜烯、薑黃烯、α-水芹烯等	單萜類、α-薑黃素、α-萜烯、束骨薑黃醇、薑黃精油、α-薑黃素、吉馬酮等	月桂烯、樟腦、β-金合歡烯、α-芹子烯、α-愈創木烯、百里香酚、芳樟醇、ar-薑黃烯、β-薑黃烯，樟腦、薑黃酮和1,8-桉葉油醇等	桉葉油醇、樟腦、ar-薑黃烯
治療血液和血液循環異常、傷口、消化系統問題、腸胃氣脹、皮膚病、各種感染、抗癌、抗發炎、鎮痛、抗過敏、抗菌和抗真菌活性等	治療高血壓、糖尿病、便秘、發燒、腹瀉、痢疾、肝損傷、胃病、風濕病、痔瘡、皮膚病、癌症等	通便、利尿、退熱、壯陽藥、潤膚、祛痰、治療支氣管炎、哮喘、瘙癢、發炎、皮膚病。根莖搗泥外敷可減輕瘀傷，扭傷，挫傷和風濕性疼痛	外用—風濕性疼痛、扭傷、瘀傷、緩解牙痛，治療皮膚與傷口感染。 內服—可緩解消化問題和腎臟疾病。攝食過多藍薑黃可能導致嘔吐

https://www.ncbi.nlm.nih.gov/pmc/articles/PMC6164907/

各種薑黃的成分與功效

薑黃種類	*C. aromatica* 春鬱金	*C. longa L.* 秋薑黃（秋鬱金）	*C. phaeocaulis* 蓬莪朮	*C. aeruginosa* 紫鬱金（黑薑黃）
	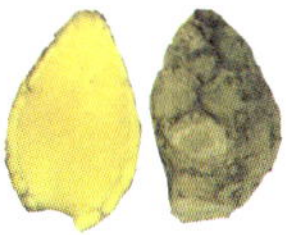	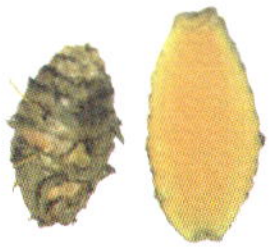	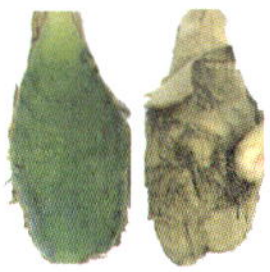	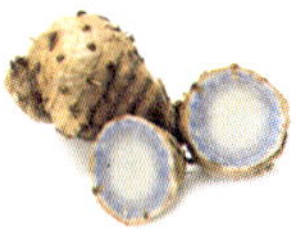
成分	薑黃酮、吉馬酮、莪朮二酮、束骨薑黃醇、芳薑黃烯、樟腦、束骨薑黃醇、薑黃醇等	薑黃素、薑黃樹脂、薑黃精油、薑黃酮、桉葉油醇、β-欖香烯、樟腦、β-倍半萜烯、月桂烯、α-薑油烯、ar-薑黃烯、α-檀香烯、三烯酮、β-倍半萜烯、β-石竹烯、α-水芹烯、β-芹子烯、石竹烯等	莪朮烯、薑油烯、莪朮二酮、吉馬酮等	二氫木香酚、吉馬酮、薑黃酮、薑黃素、桉葉油醇、樟腦、薑黃酚等
功效	去血淤、抗老化、舒緩疼痛、保肝、促進血液循環、抗菌、瘀傷、扭傷、蛇咬傷、抗發炎、抗癌、抑制血管增生、抗氧化、抗菌、抗憂鬱活性	抗癌、改善消化、補身、發燒、胃炎、痢疾、感染、咳嗽、膽固醇、高血壓、類風濕性關節炎、黃疸、肝膽疾病、泌尿道感染、皮膚病、糖尿病和月經不適等疾病	止痛、保肝、抗血栓、抗微生物、抗病毒、抗發炎、胃炎、去血淤、止痛	治療消化不良、胃炎、痢疾、氣脹、腹瀉、產後的問題、寄生蟲感染腫瘤、支氣管炎、哮喘等

參考資料來源：Dosoky, N. S. and W. N. Setzer., 2018. Chemical Composition and Biological Activities of Essentia
Oils of Curcuma Species. Nutrients.10(9): 1196.

中之血，為不同爾。」由於三種薑黃都具有活血或破血功效，因此孕婦不宜食用。另外古典藥籍也記載，蒁藥—莪朮（春鬱金與紫鬱金的根莖）「大寒。無毒。」、「虛人禁之」、「攻堅之藥，可為佐使，不可久用。因此，在日本使用春鬱金、紫鬱金時，會搭配秋薑黃使用，以調和其寒性，避免長期食用產生不適反應。

簡單來說，虛寒體質可以吃紅薑黃與秋薑黃粉；燥熱體質的人則可食用含有春薑黃、紫薑黃或白薑黃的薑黃粉；而一般體質的人兩者均可以使用。但春薑黃、紫薑黃及白薑黃較苦，因此這幾種薑黃建議直接服用，不建議像秋薑黃與紅薑黃這般加入料理中使用。

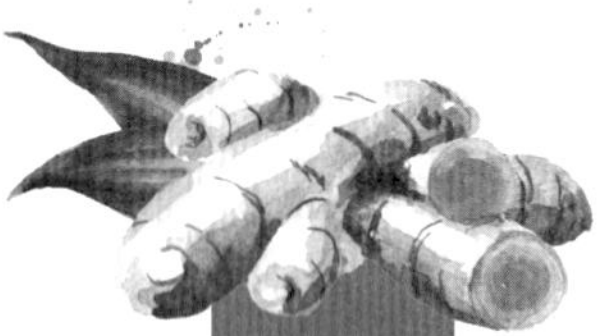

挑選薑黃要注意哪些眉角？

目前市面有許多通過銷售各國有機驗證的薑黃粉，有機薑黃粉是指這些薑黃在種植過程中，沒有使用任何化學農藥與化學肥料，製作過程沒有任何添加物，但並不代表有機薑黃的品質，符合健康食品衛生標準與中藥典品質規範，所以在歐美地區市售的有機薑黃，主要是作為料理薑黃來使用。若要作為保健與醫療使用的薑黃，也都是必須符合保健與醫藥等級才行。

而市售進口的薑黃粉或有機薑黃，不論在何種銷售通路，原料來源都以印度、斯里蘭卡、中國與東南亞等國家為主。這些國家進口的薑黃主要是當作料理使用，由於品質因素不建議直接口服食用。如果消費者想要購買可直接口服，並具有保健功效或機能調整的高品質薑黃粉，建議多方查詢比較，確認品牌、品質可信度及製造廠商專業性，比認標章更重要！

目前由於疫情的關係，世界各地許多人在搶購薑黃等保健食材，造成原料價格上漲，為了避免購買到劣質或混充薑黃，建議切勿購買與食用來源不明、無衛生檢驗的薑黃，以免因此造成其他健康問題。

消費者該如何挑選高品質的薑黃粉？以下幾點供大家參考。

①選擇對的藥用薑黃

目前全世界薑黃屬植物就有一百至一百三十四種，有藥用、食用、染料用或觀賞用等不同用途，其中以秋薑黃中的紅薑黃的總薑黃素含量最高。消費者購買時需要確認產品的品質、製程、成分等是否可以作為保健使用。

②專家把關的薑黃，最安心

秋薑黃的根莖呈橘色、橘黃色或橘紅色，這是含有薑黃素的特徵，因此許多人會以此來判斷它的品種或薑黃素含量的高低，但這樣並不準確，甚至可能會有嚴重誤差。薑黃品種與薑黃素含量，仍必須由專家與科學實驗室鑑定分析後才能精準確認，不然僅是購買到「名稱標示」為薑黃或紅薑黃的不明粉末，嚴重可能會購買到添加人工色素或化學染料的薑黃！

③衛生安全證明，保健康

根據研究顯示，光照會造成薑黃素的分解，因此採用日光方式乾燥會降低薑黃品質。而薑黃加工過程如果沒有注意衛生與安全，僅用自來水清洗、切片、日曬、乾燥、磨粉，消費者可能會因此吃到很多雜菌甚至寄生蟲卵。而薑黃與一般食品一樣，會有氧化與變質的問題，如油耗、霉變，甚至產生黃麴毒素，一旦食用品質變質的薑黃粉反而更傷身。

此外，除了衛生與安全問題，光是不正確的包材，就可能造成薑黃營養成分的污染或流失，例如用塑膠袋或

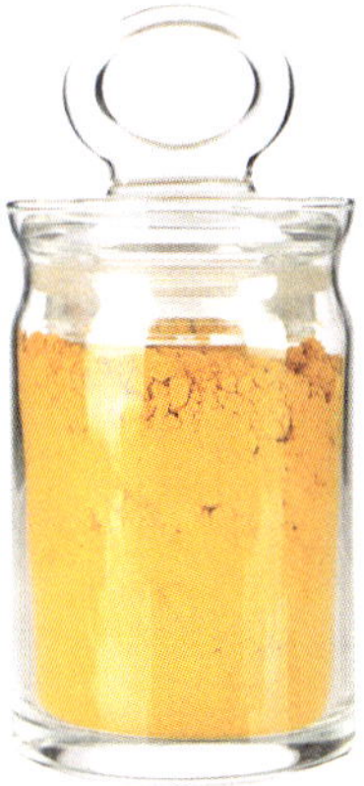

薑黃產品的包裝，建議以玻璃瓶為最佳。

塑膠瓶包裝的薑黃粉大都有塑化劑污染的疑慮。所以，有詳細安全衛生檢驗的薑黃，才能吃得安心又健康！

④選擇好薑黃，薑黃素高七十倍

一般市售薑黃粉的總薑黃素含量，每一百公克中僅含有一百～三千毫克（〇．一～三．〇％）總薑黃素。經由專家鑑定、種植、篩選原料來源與專業衛生加工的薑黃粉，除了確保含有可以幫助薑黃素吸收的薑黃精油與豐富的微量元素之外，也能確認總薑黃素含量的數值。目前台灣市面上最高總薑黃素含量，可以達到每一百公克薑黃粉含有五千～七千毫克（五～七％）總薑黃素，兩者成分差異有七十倍之多。

⑤慎選廠商與來源，安全又健康

根據財政部關務署進出口資料顯示，台灣每年薑黃的進口量平均約有四百多公噸，主要作為食品與香料使用，目前市售薑黃以國外進口為主，只有少數是台灣生產。在市場混亂的情況下，慎選廠商與來源是唯一確保安全與健康的方法。

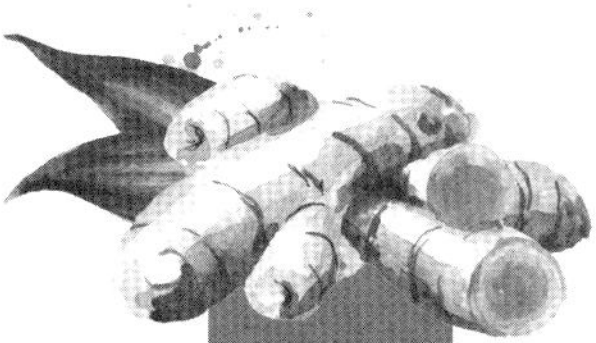

薑黃的正確保存與使用方法

高品質薑黃粉最佳儲藏方法是避光、乾燥儲藏，請勿放在冰箱。開封後要盡快食用完畢，避免變質影響保健功效。如果薑黃有霉味與異味時，最好直接丟棄不要食用！

薑黃用量如何掌握？

薑黃在過去數千年的使用中一直很安全，在現代許多動物或人類的研究中，並沒有發現薑黃具有任何毒性作用。美國ＦＤＡ也針對薑黃進行臨床試驗，並出版三百多頁的著作，且已經將薑黃與它的活性成分薑黃素列為ＧＲＡＳ（一般性安全食品），因此可以每天安心食用。在美國的芥末、穀物、薯片及乳酪等食品中都有使用薑黃，來提升食品的風味與營養價值。一般民眾只要適量使用薑黃，例如：烹煮咖哩等薑黃料理，沒有安全上的疑慮，但烹飪時仍然必須適量，避免過度添加薑黃帶來苦味影響口感。

至於薑黃食用者的年齡是否有限制？在印度，嬰兒出生後便開始食用薑黃，直到成為老人都還在食用，因此攝取薑黃並沒有年齡限制。根據美國醫學研究，如果一般民眾要食用薑黃來進行身體保健，建議成人每天攝食薑黃素二五〇毫克，將有助於身體機能的調節與改善。所以，若使用薑黃素含量低的薑黃粉（薑黃素含量〇．一％），每天必須食用一百公克薑黃粉，才能達到薑黃素建議攝取量；相對地，若使用高品質的薑黃粉，每天只需要食用五公克（約半茶匙～一茶匙）。如果成人有身體上的疾病問題，可以每日攝食薑黃粉二～三次，每次約五公克。

對於孩童，目前沒有食用建議量，因此建議小孩食用份量為成人的一半即可。

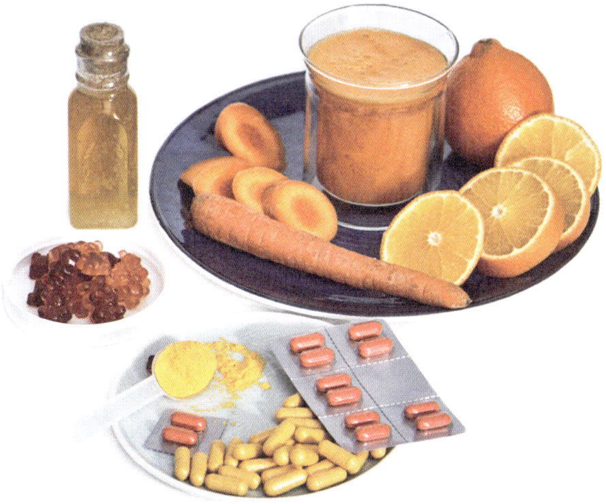

薑黃有各種利用形式和產品。

如果身體有特殊需求的民眾可以增加攝取量，建議每天食用十公克（半茶匙，食用四次）。

薑黃粉食用方式

成人食用薑黃粉，可搭配溫開水服用，飯前飯後均可。另外，也可調入溫豆漿、溫牛奶、穀粉、果汁或湯品一起食用。若在未能確認薑黃粉來源與衛生品質的情況下，建議小孩食用薑黃粉時，最好添加在熱水、熱牛奶或熱豆漿中攪拌，待冷卻後再食用，以避免孩童受到有害微生物的感染風險。

現代醫學研究中，已有三萬六千多篇報告佐證春薑黃、紅薑黃、紫薑黃與藥用薑黃的保健功效。但身體健康不是單純依靠保健食品就可以達成，仍然必須搭配健康飲食與良好的生活及運動習慣，再適量食用薑黃保健食品，才能有效達成健康人生的目標。

　　薑黃相關產品屬於保健食品，有疾病時建議先行就醫，並徵詢醫師意見後再使用。此外，薑黃具有活血功效，現今的孕婦多為高齡產婦，為了避免不必要的風險，建議孕婦不宜食用薑黃。

第 5 章

薑黃的聰明應用法

——吃的用的統統看過來

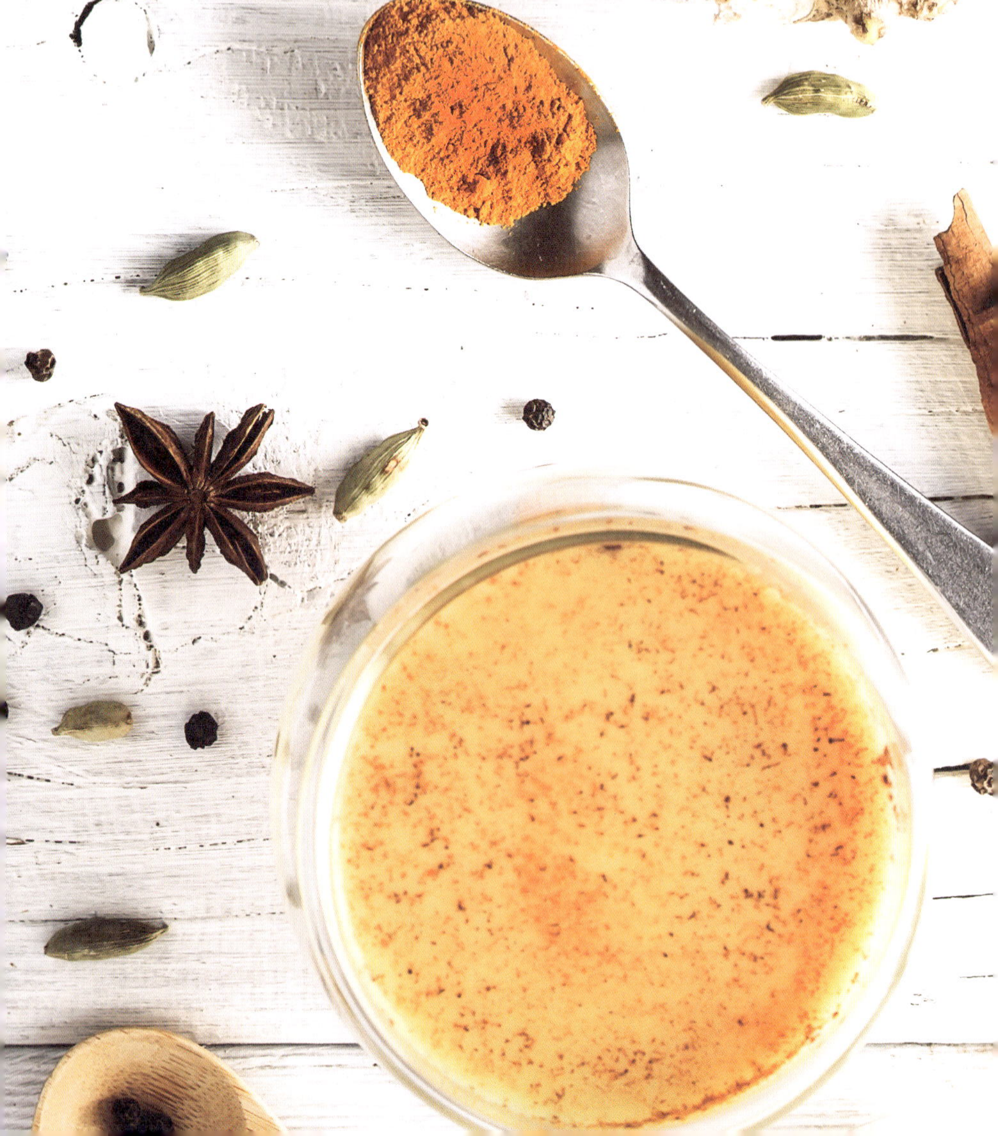

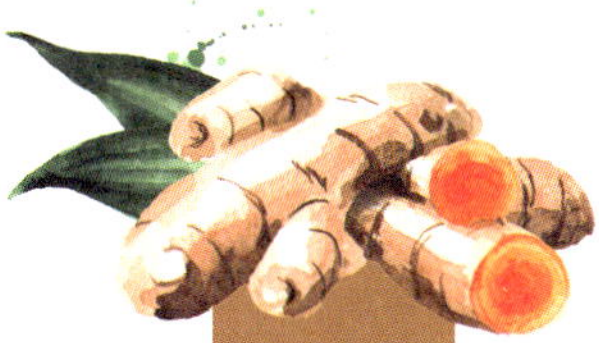

使薑黃功效大增的食用要訣

由於薑黃是脂溶性營養素，加上它容易被代謝的特性，因此可以利用一些方法，來提高薑黃素在人體內的吸收率，例如：在加熱食用時，和油脂、黑胡椒一起吃——最典型的食物就是「咖哩」，千年來印度人已經將這個簡單的方式告訴我們。

另外，薑黃屬於溫熱性質，有助於排濕祛寒，加在其他溫熱的食物中有加乘效果，尤其對婦女有益，而與寒涼的食物一起吃，如果方法適當，薑黃也能發揮矯正、平衡的作用。

①加熱食用

加熱、用熱水沖泡，可以增加薑黃素的溶解度，提高生物利用率。

②加入黑胡椒

黑胡椒中的化合物胡椒鹼，可以減緩薑黃素進入肝臟代謝時變成水溶性、隨著尿液排出，延長在人體內停留的時間，增加它在血液中的濃度，使薑黃素的吸收率提高到二〇〇〇％（二十倍）。

③加入食用油脂

富含單元不飽和脂肪酸的橄欖油與苦茶油、含有Omega-3脂肪酸的亞麻仁油、含中鏈脂肪酸的椰子油等等健康好油，都是適合搭配的選擇。

適合搭配薑黃的食材

①牛奶等乳製品

包括牛奶、優酪乳、優格等乳製品。牛奶的乳脂肪可以幫助薑黃素吸收，同時還含有能抑制膽固醇的成分。

②椰奶

椰奶是一種高油脂與高糖分的植物奶，含有卵磷脂，能幫助提高薑黃素吸收率。可以在椰奶飲品中加入薑黃，或是在煮好的咖哩中淋上椰奶。

③大豆，及豆漿等豆製品

大豆中的卵磷脂與薑黃素結合後，可以提高薑黃素在腸道中的吸收率。

④酪梨、堅果等油脂含量較多的食材

由於油脂能幫助薑黃素被人體吸收，因此油脂含量高的食材，例如：酪梨、黑巧克力、多油脂的魚類，以及杏仁、核桃等堅果都很適合。

⑤其他與薑黃麻吉的食材

像是印度傳統療法常用來與薑黃調配的蜂蜜；印度料理中常會用到的扁豆、鷹嘴豆；味道很搭的蛋、南瓜、香蕉、胡蘿蔔；或常被拿來取代牛奶的燕麥奶等等。

加強版「金黃蜂蜜」，美味薑薑好！

前文提到，印度傳統療法將薑黃與蜂蜜的混合物視為天然抗生素。「金黃蜂蜜」最簡單的配方，就是把一大匙紅薑黃粉、一〇〇克純蜂蜜及少許黑胡椒粉調勻。

另外還有一款升級版，是將二茶匙紅薑黃粉、二大匙生薑泥（或薑粉，視個人口味酌量增減）、一茶匙新鮮切碎的檸檬皮、些許黑胡椒，加入半杯蜂蜜調勻。有的人會再加入大蒜泥及辣椒粉，來增加它提升免疫力的功效。有興趣的人不妨嘗試看看。一次成品建議約使用三天，可以直接用溫熱水沖泡，或加進果汁等各式飲品中。

＊台灣生產的紅薑黃品質優良，使用較少份量即能獲得效果。本書中示範的食譜材料皆使用台灣的紅薑黃。

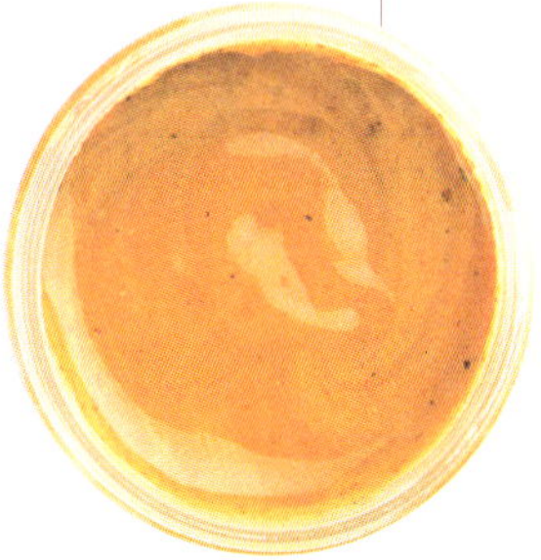

超方便的薑黃利用法

薑黃的使用方法非常簡單，它可以加在任何食物裡，例如：直接加入烹調的菜餚中，用來醃魚肉去除腥味，或者調入沙拉淋醬與飲品中，最好加熱、加入黑胡椒或拌入油脂，讓薑黃素更有效被吸收。

除了飲食之外，薑黃也可以用於肌膚美容或清潔等用途。

● 直接食用薑黃、薑黃粉或薑黃製品。
● 沖煮成黃金牛奶、薑黃茶或者直接加入咖啡等飲料中。
● 加入飯、麵、湯及菜餚中，例如：直接加入洗好的米中，滴幾滴油一起煮成薑黃飯。
● 做成糕點、甜品，如薑黃蛋糕、餅乾、布丁等等。
● 外用，例如：做成潔牙粉、香皂、面膜等等。

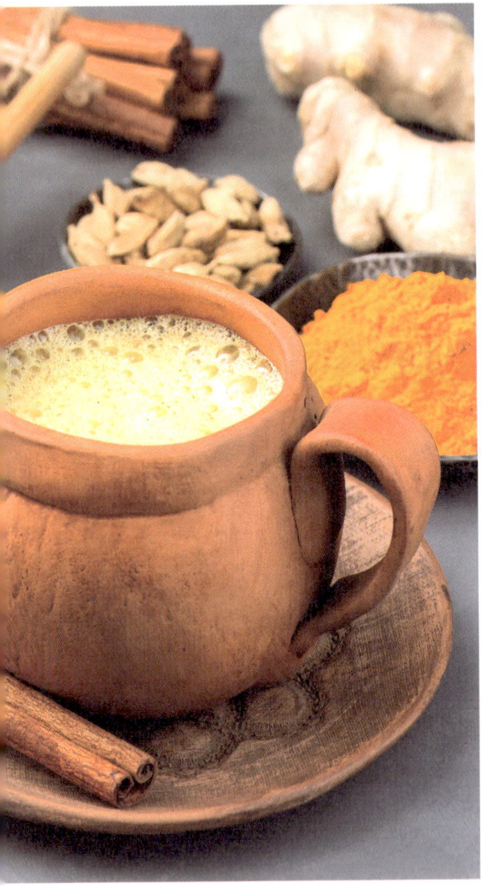

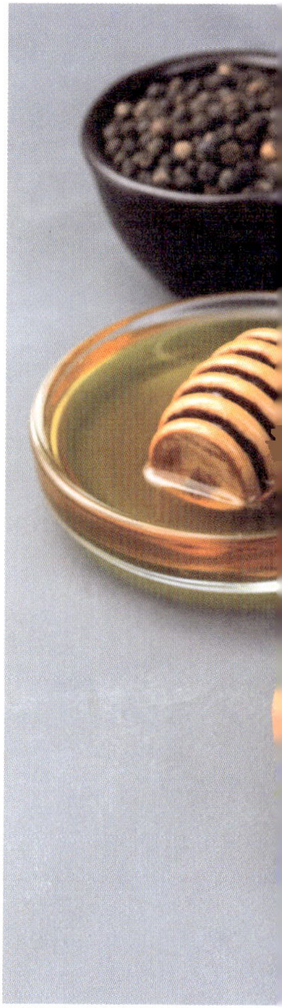

月亮牛奶 Moon Milk

已被大家熟知的印度阿育吠陀傳統醫學飲品「黃金牛奶 Golden Milk」，是以薑黃及牛奶為主，通常會加入蜂蜜一起飲用，有的人會再加上少許黑胡椒、肉桂等來增加薑黃素吸收率與風味。由於對健康有益，黃金牛奶在歐美也成了許多人的日常飲品。

近來在養生圈造成流行的「月亮牛奶」，也是以印度阿育吠陀為概念，據說用來幫助解決失眠問題十分有效。材料主要有——溫牛奶（或豆漿、杏仁奶等）、香料（肉荳蔻、黑胡椒等）、睡茄（又叫做印度人參），以及蜂蜜、少許油脂（以椰子油較多見）、薑粉等等。愛好者更發展出各種「顏色」的配方食譜，例如：加薰衣草的紫色版，以及加薑黃的黃色版。黃色月亮牛奶通常是以二五〇毫升的牛奶，搭配半茶匙的比例來調配。

薑黃果昔大集合！

台灣的紅薑黃不但沒有土味，還帶有淡淡香氣，但若還是有不習慣薑黃的人，建議可以加入水果中飲用。台灣是水果王國，一年四季都有風味十足的水果，加入紅薑黃做成果昔，既可口又健康！

薑黃果昔的搭配既豐富又自由，種類和份量可視個人喜好與當季食材來變化。適量加入黑胡椒粉、油脂和奶類等，還可以幫助薑黃素的吸收。

＊果昔材料使用的薑黃可用新鮮紅薑黃或紅薑黃粉，新鮮薑黃或生薑須先去皮。

4 種蔬果昔

胡蘿蔔＋蘋果＋橘子＋香蕉＋紅薑黃＋生薑＋少許黑胡椒

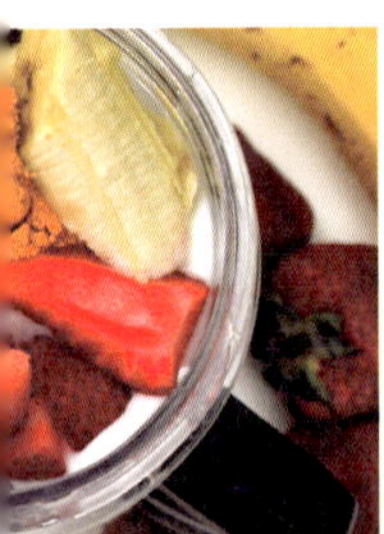

香蕉草莓果昔

香蕉＋草莓＋牛奶＋紅薑黃＋亞麻籽

晨間排毒果昔

橘子＋胡蘿蔔＋生薑＋紅薑黃＋少許黑胡椒

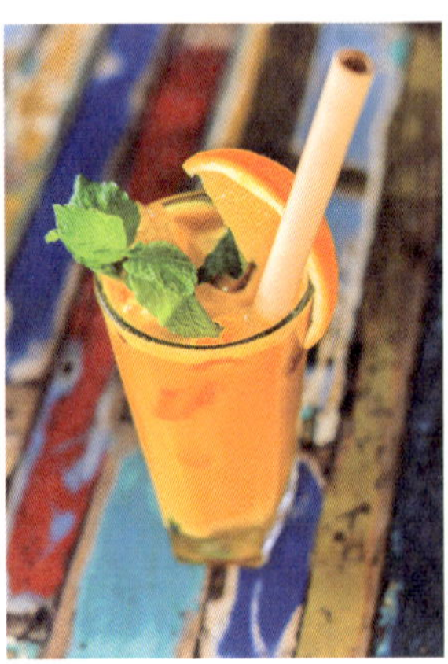

芒果拉西 Lassi

拉西（lassi）是一種印度優格奶昔，當地夏天流行的冰涼飲品。將芒果、無糖優格、牛奶、糖（或蜂蜜）、檸檬汁、薑黃粉以及少許黑胡椒、荳蔻等香料，加入冰塊一起打成果昔。

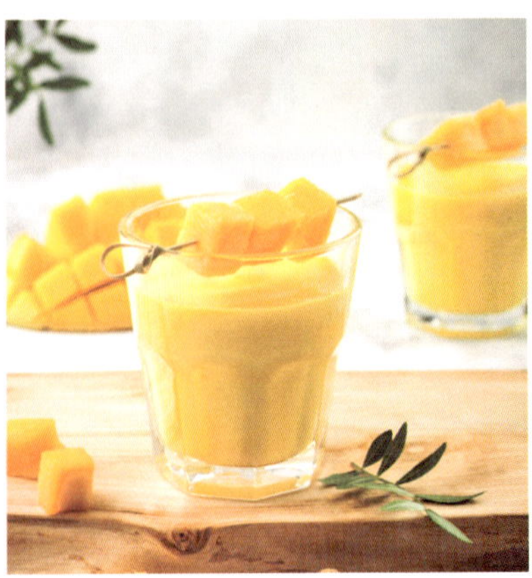

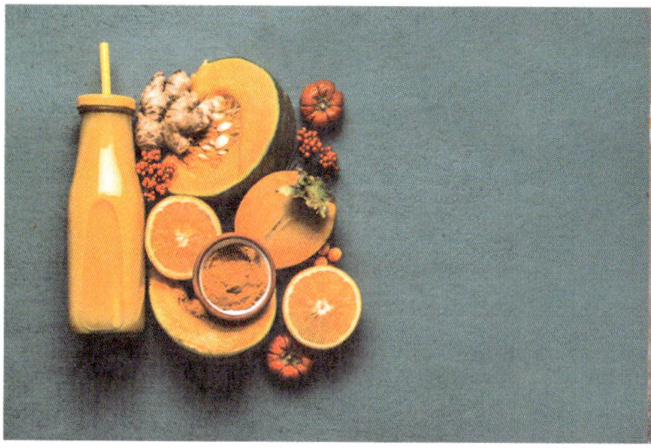

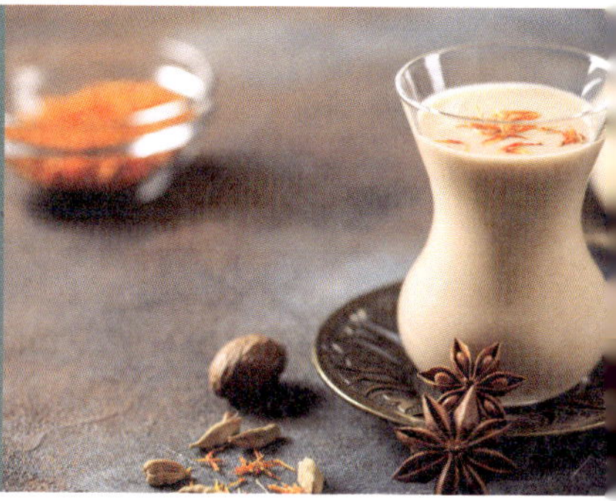

寒冷季節的橘色果昔

南瓜泥＋柿子＋橘子＋紅薑黃＋生薑＋少許黑胡椒

印度香料杏仁奶

紅薑黃＋荳蔻＋肉桂＋杏仁奶＋生薑＋蜂蜜＋番紅花裝飾

排毒酪梨綠拿鐵

青蘋果＋檸檬＋香蕉＋奇異果＋酪梨＋菠菜＋堅果＋奇亞籽＋紅薑黃粉＋生薑＋少許黑胡椒

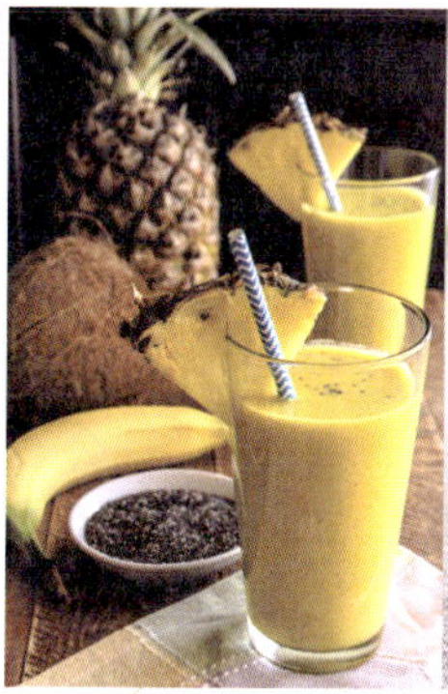

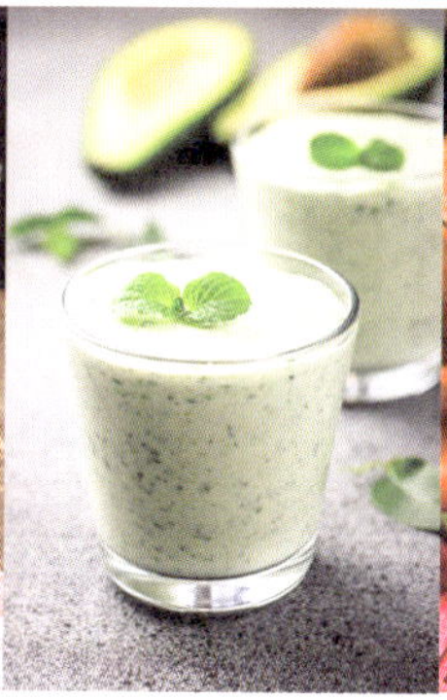

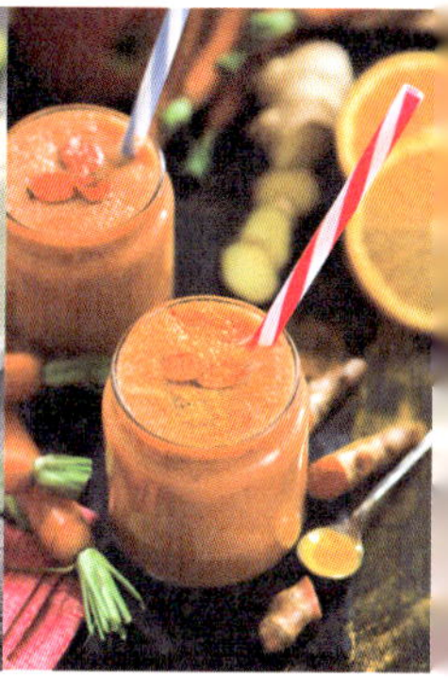

鳳蕉椰奶昔

鳳梨＋香蕉＋紅薑黃＋椰奶＋奇亞籽＋少許黑胡椒

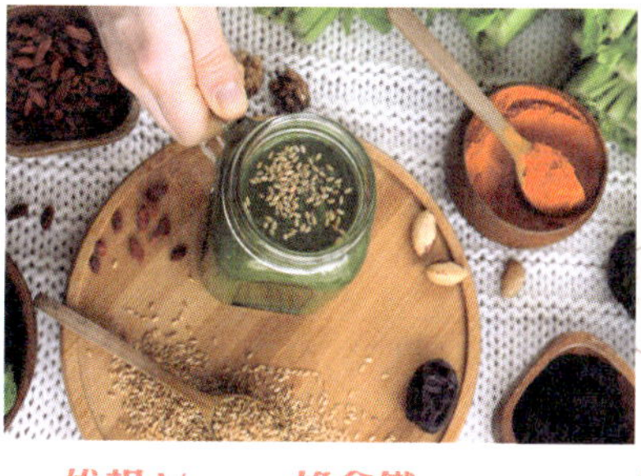

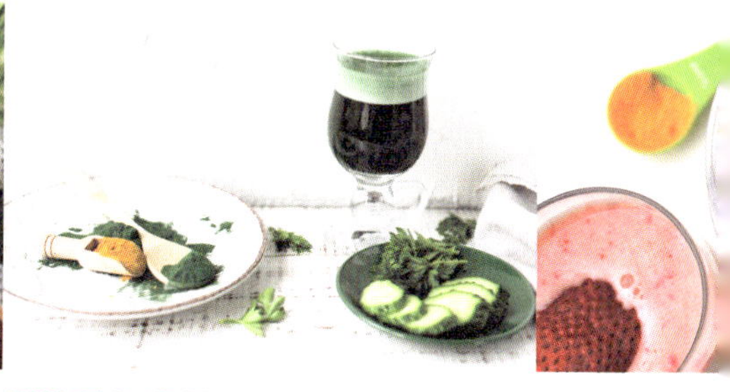

維根 Vegan 綠拿鐵

菠菜＋西洋芹＋枸杞＋紅薑黃＋堅果＋少許黑胡椒

螺旋藻綠拿鐵

螺旋藻＋黃瓜＋歐芹＋蘆薈＋紅薑黃粉＋少許黑胡椒

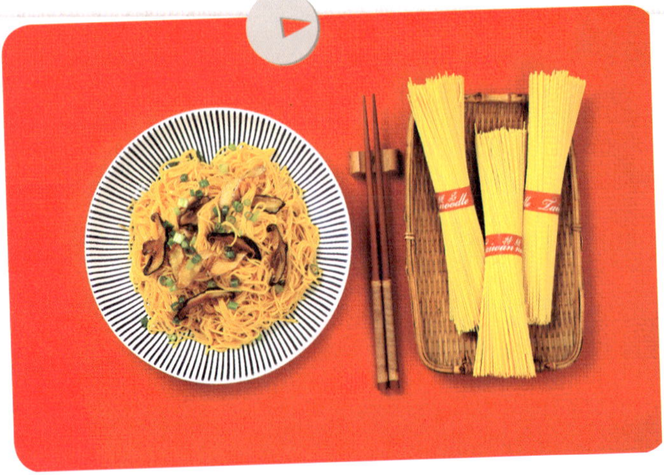

利用現成的薑黃食品做料理

薑黃茶油麵線

材料

金針菇	30g
玉米筍	2根
杏鮑菇	30g
娃娃菜	1顆
鮮香菇	1朵
紅蘿蔔	15g
烏龍茶籽油	50cc
大同蔭油膏	30cc
紅薑黃麵線	2束

作法

①準備一鍋水，將水煮滾。
②放入薑黃麵線，煮2分鐘後撈起。
③將其他食材切好，放入鍋中川燙。
④將薑黃麵線與其他食材放入盤中，淋上適當的茶油與蔭油膏，攪拌均勻。
⑤最後放上蔥花點綴，好吃的茶油薑黃麵線，完成。
＊可依個人喜好、季節變換更換不同蔬菜

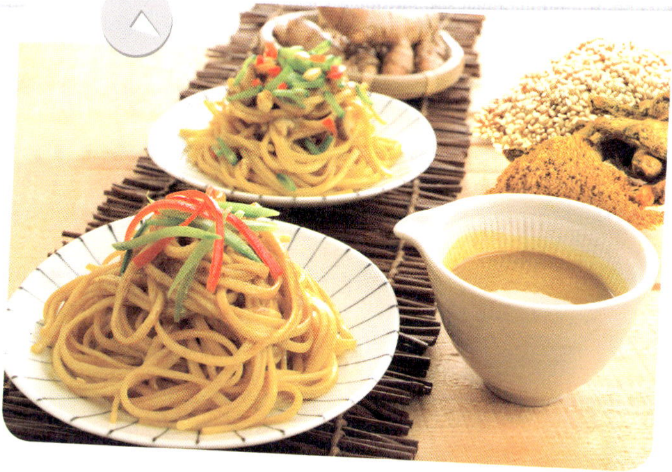

薑黃芝麻拌麵

材料

紅薑黃手打麵	1束
小黃瓜絲、紅蘿蔔絲、蛋皮絲	少許

調味料

紅薑黃芝麻醬	2包
醬油	10cc
白醋、烏醋	少許
糖	15g
開水	70cc
芝麻	10g

作法

①取一鍋水大火煮沸後加入手打麵煮至熟透（約4分鐘）。
②準備一盆冰水，將煮好的手打麵放入冰水中冰鎮。
③取一碗盤放入瀝乾的手打麵，鋪上小黃瓜絲、紅蘿蔔絲、蛋皮絲。
④最後倒入薑黃麻醬涼麵醬拌勻即可享用。

* 紅薑黃芝麻醬亦可使用第106頁「白芝麻薑黃淋醬」。

薑黃好料理

為了提高薑黃素的吸收率，因此薑黃料理時最好仍可以把握三個原則——加熱、加入黑胡椒、和油脂一起烹調。只要習慣運用這項食材，不忘在料理時加一點，很快就會發現，薑黃入菜一點都不難！

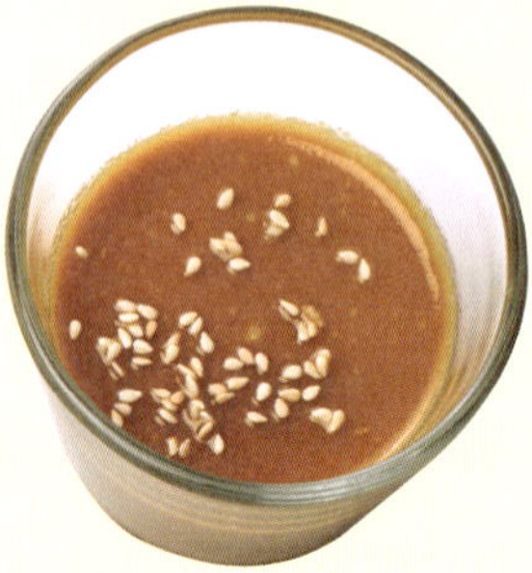

白芝麻薑黃淋醬

材料

白芝麻醬	1大匙
美乃滋	2大匙
白醋	2大匙
醬油	1大匙
蜂蜜	1/2大匙
細砂糖	1/2大匙
紅薑黃粉	適量

作法

將上述材料以攪拌器均勻混合。製作過程中可依個人口味酌量調整材料份量。

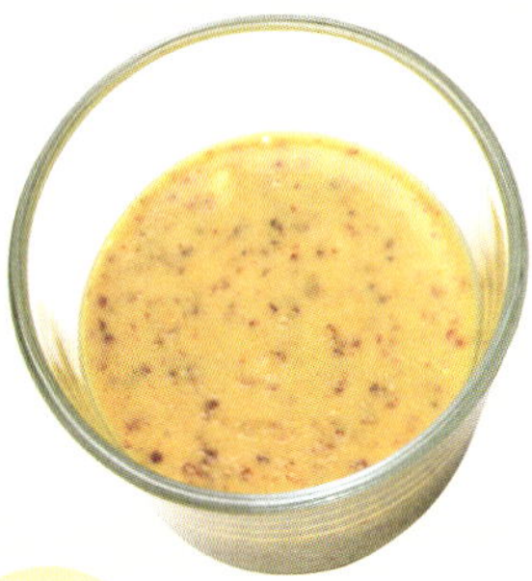

蜂蜜薑黃芥末沾醬

材料

芥末籽醬	1又1/2大匙
蜂蜜	1又1/2大匙
現榨檸檬汁	1又1/2大匙
美乃滋	2大匙
紅薑黃粉、黑胡椒粉	適量

作法

將上述材料以攪拌器均勻混合。製作過程中可依個人口味酌量調整材料份量。

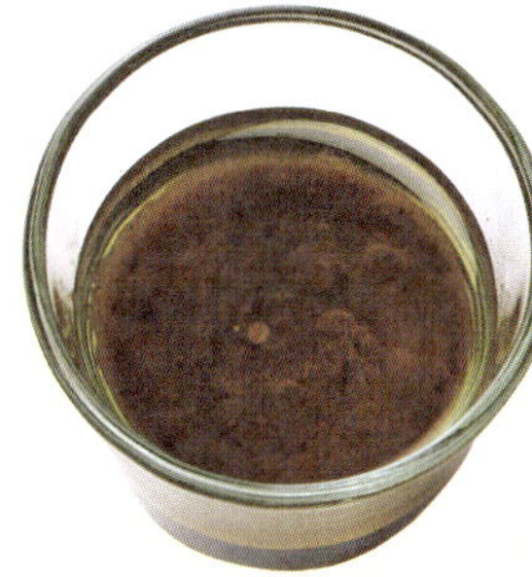

薑黃橄欖油醋沙拉淋醬

材料

特級初榨橄欖油	2大匙
巴薩米克醋	1大匙
檸檬汁	1大匙
蒜末	1小匙
紅薑黃粉、海鹽、黑胡椒粉	適量

作法

將上述材料以攪拌器均勻混合。製作過程中可依個人口味酌量調整材料份量。

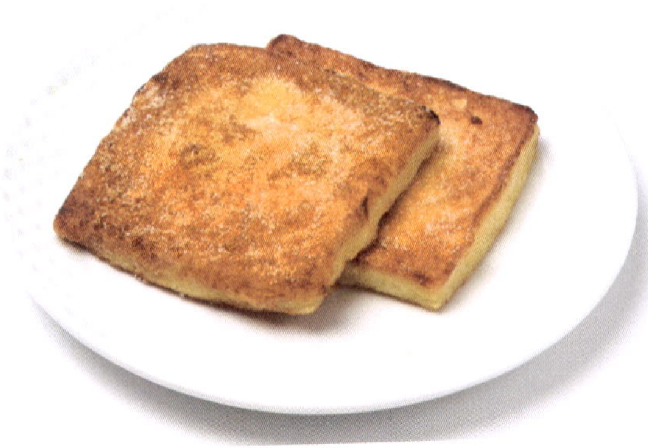

薑黃煎法國土司

材料

吐司麵包	2片
雞蛋	1顆
牛奶	120cc
細砂糖	20g
紅薑黃粉	1g
鹽、沙拉油、奶油	各少許

作法

①吐司切去四邊。

②紅薑黃粉和一半砂糖（10g）拌勻，製成薑黃砂糖備用。

②取容器放入牛奶、蛋液、剩下的砂糖（10g）、鹽，拌勻過濾後放入盤子，吐司放入吸蛋液（兩面都要）。

③取平底鍋開中火燒熱，先下沙拉油潤鍋，再下奶油融化後，放入吐司煎至兩面呈金黃色，熄火盛盤。

④在吐司表面灑上薑黃砂糖，即可享用。

可依個人喜愛淋上蜂蜜或楓糖，增添風味

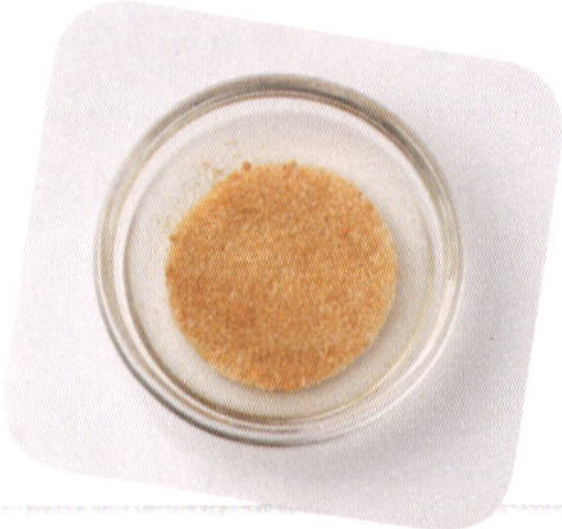

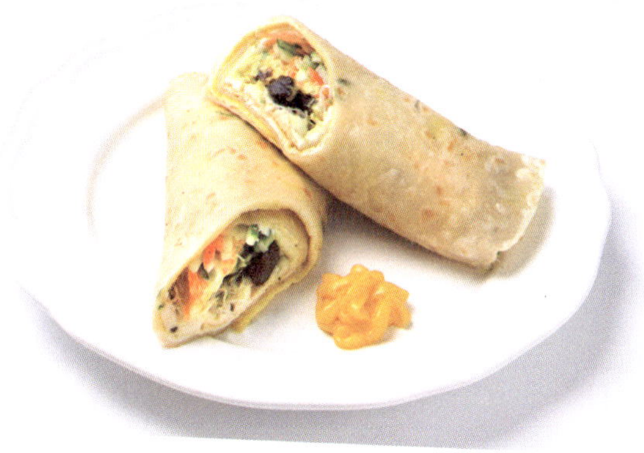

苜蓿芽薑黃蛋餅

材料

苜蓿芽	6g
起司	1片
雞蛋	1顆
市售蛋餅皮	1片
沙拉油	少許
葡萄乾、小黃瓜絲、蘋果絲、紅蘿蔔絲（或枸杞）	各少許
薑黃美乃滋醬	適量

作法

①苜蓿芽用冰開水清洗後瀝乾。

②平底鍋開中小燒熱，放入餅皮乾烙（不需加油），至兩面呈現微金黃透光，烙熟取出。

③原鍋開中火下沙拉油燒熱，倒入打散的蛋液，煎成蛋皮，熄火盛出。

④取餅皮依序放入蛋皮、苜蓿芽、葡萄乾、小黃瓜絲、蘋果絲、紅蘿蔔絲平鋪，擠上薑黃美乃滋捲起，即可享用。

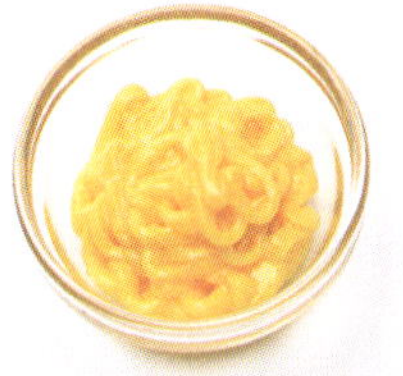

薑黃美乃滋

將市售美乃滋100g加入紅薑黃粉1g（100：1），充分混合攪拌均勻，即輕鬆完成懶人版薑黃美乃滋。

薑黃馬鈴薯沙拉

材料

馬鈴薯	2顆（約300g）
紅蘿蔔	90g
小黃瓜	1條（約90g）
水煮蛋	2顆
薑黃美乃滋	100g
鹽	少許

作法

①水煮蛋去殼切丁；馬鈴薯削皮切大丁、紅蘿蔔刨皮切小丁，小黃瓜切小丁，備用。

②馬鈴薯及紅蘿蔔分別放在盤中，放入電鍋蒸熟，取出將其中一半的馬鈴薯趁熱壓泥後，一起放涼。

③取容器放入馬鈴薯、紅蘿蔔、小黃瓜、水煮蛋、薑黃美乃滋、鹽，拌勻後盛盤即可。

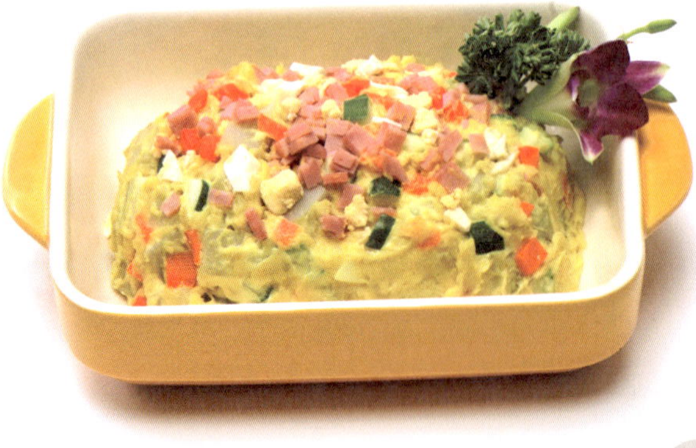

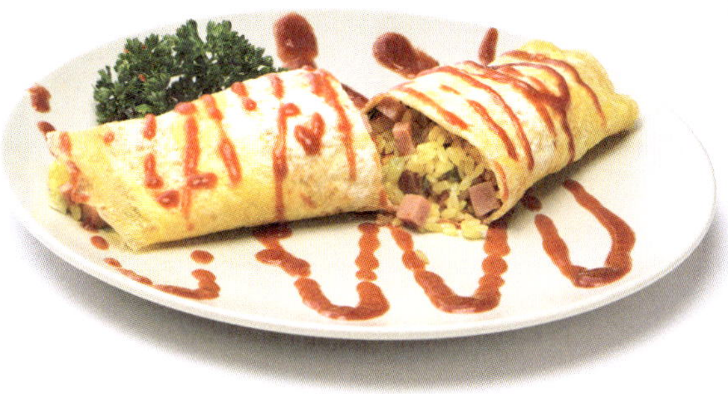

薑黃蛋包飯

材料

薑黃飯	1碗
雞蛋	1顆
蔥花	2大匙
火腿丁、紅蘿蔔丁、青豆仁、甜玉米粒	各少許
沙拉油、蕃茄醬	適量

調味料　米酒、白胡椒粉、細砂糖、鹽　各少許

作法

①雞蛋加少許鹽打散成蛋液，紅蘿蔔丁、青豆仁、甜玉米粒入沸火鍋汆燙，備用。

②取鍋燒熱，用廚房紙巾沾點擦勻，倒入蛋液轉動至凝固成大張圓型蛋皮，煎熟取出鋪盤，備用。

③原鍋開中火，加點沙拉油燒熱，入薑黃飯、火腿丁、紅蘿蔔丁、青豆仁、甜玉米粒拌炒。

④飯粒炒散後，下米酒淋鍋邊並快速翻炒，再加胡椒粉、糖、鹽調味，最後放蔥花快炒拌勻，熄火待用。

⑤炒飯盛放在＜做法2＞蛋皮中間，再輕輕拉起蛋皮下緣往前覆蓋住炒飯，捲動成橢圓形狀。

⑥最後淋上蕃茄醬點綴即可。

薑黃飯

將米3杯洗淨後，加入紅薑黃粉1小匙、玄米油少許、水2.5杯、鹽少許，混合拌勻，放入電鍋煮熟即可。

薑黃大阪燒

材料

高麗菜絲	100g
紅蘿蔔絲	15g
花枝	40g
蝦仁	40g
起司絲、蔥末、海苔粉（或海苔絲）、柴魚片	適量
沙拉油	2匙
薑黃美乃滋	適量

麵糊材料

低筋麵粉	80g
全蛋液	1顆
鰹魚粉	1小匙
紅薑黃粉、白胡椒粉、糖、鹽	各少許
水	100ml

大阪燒醬材料

中濃醬	2大匙
梅林醬	1大匙
水	2大匙
蜂蜜	2大匙

作法

①將材料洗淨瀝乾，高麗菜、花枝、蝦仁切丁，紅蘿蔔切絲，雞蛋打勻成蛋液，備用。

②取鍋放入中濃醬、梅林醬和水，開小火煮滾拌勻後熄火放涼，再加蜂蜜攪拌均勻，製成大阪燒醬。

③取容器先放入麵糊所有材料（水除外）拌勻，再慢慢加水攪拌均勻，調成麵糊後，靜置醒麵15分鐘。（不要太用力攪拌，若出筋，煎起來會太硬且縮小，水量依濃度調整，太濃煎起來很硬！）

④將高麗菜、紅蘿蔔、花枝、蝦仁、起司絲、蔥末放入麵糊中，請輕輕拌勻。

⑤取平底鍋燒熱加油，開中小火倒入麵糊，用湯匙推抹開成圓型，加鍋蓋悶煮約3～5分鐘。

⑥煎至底部微焦呈金黃色翻面，再將另一面也煎至呈金黃色，盛出修邊，盛盤。

⑦最後抹上大阪燒醬，淋上薑黃美乃滋，撒上海苔粉、柴魚絲等，即可享用。

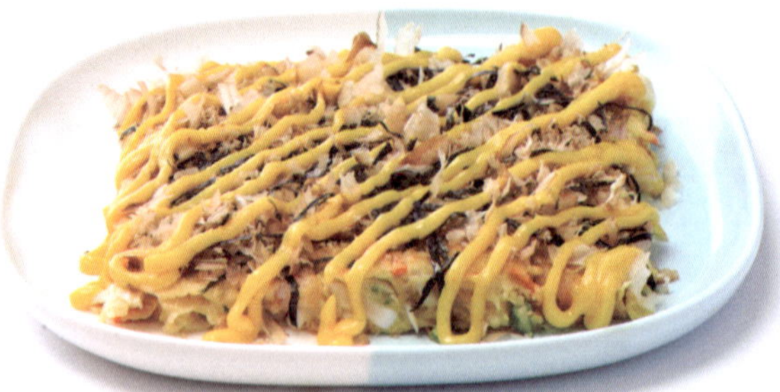

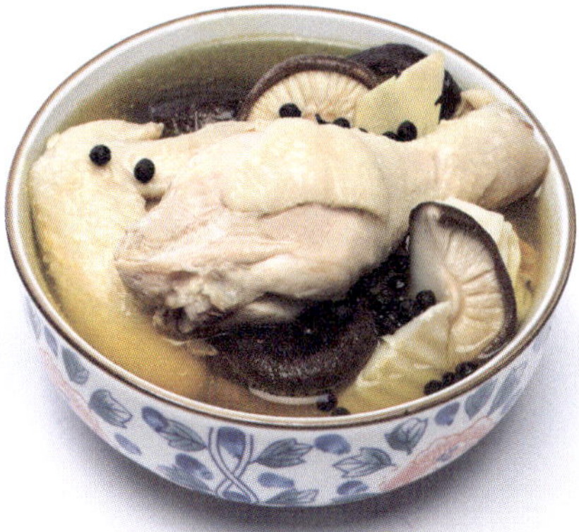

薑黃馬告鮮筍雞湯

材料

放山雞	1/2隻
乾香菇	8朵
綠竹筍	2支
薑	1小塊
馬告	5g
米酒、鹽	各少許
紅薑黃粉	5g

作法

①香菇泡軟切片，竹筍去外殼切塊，薑切片，馬告放入棉袋稍微拍碎，備用。

②雞洗淨剁塊，入滾水汆燙，撈起用清水洗淨。

③取鍋倒入高湯（酌量，若無雞高湯則以清水代替），加入香菇、竹筍、薑片、雞肉及酒，先大火煮沸，改中小火燉煮40分鐘。

④加入馬告續煮約5分鐘，起鍋前加入紅薑黃粉、鹽調味拌勻，即可。

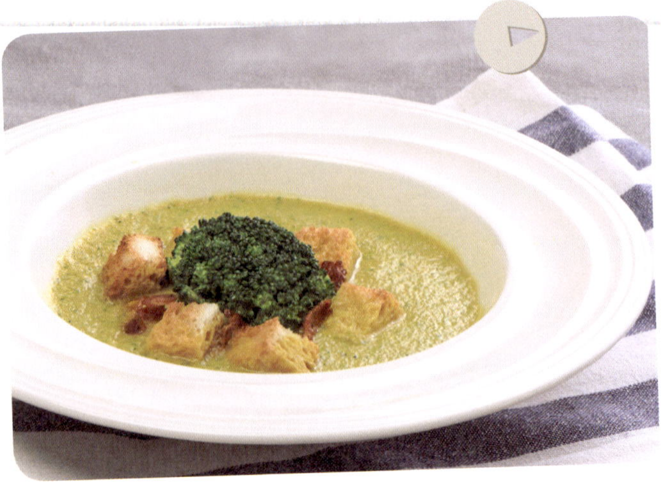

薑黃奶油花椰菜濃湯

材料

青花椰菜	180g
培根	30g
洋蔥	50g
馬鈴薯	150g
奶油	15g
月桂葉	1片
雞高湯	500cc
紅薑黃粉	1g
全脂鮮奶	100cc
吐司麵包丁、鹽、白胡椒粉	適量

作法

①青花菜洗淨後汆燙殺青，保留部分花蕊裝飾用；吐司麵包切丁，入烤箱烤至微焦、酥脆，備用。

②培根切碎、洋蔥切丁、馬鈴薯切片。取鍋放入奶油、培根與洋蔥，以中小火拌炒到洋蔥呈半透明狀。

③續下馬鈴薯、青花菜、月桂葉，略為炒香，加入雞高湯開大火煮滾，改小火煮至馬鈴薯熟透，熄火放涼。

④挑出月桂葉後倒入調理機，加入紅薑黃粉打成漿湯，再倒回鍋煮滾，加入鮮奶、鹽、白胡椒粉調味拌勻。

⑤將濃湯倒入湯盤，放上燙熟青花菜及吐司麵包丁點綴，即可。

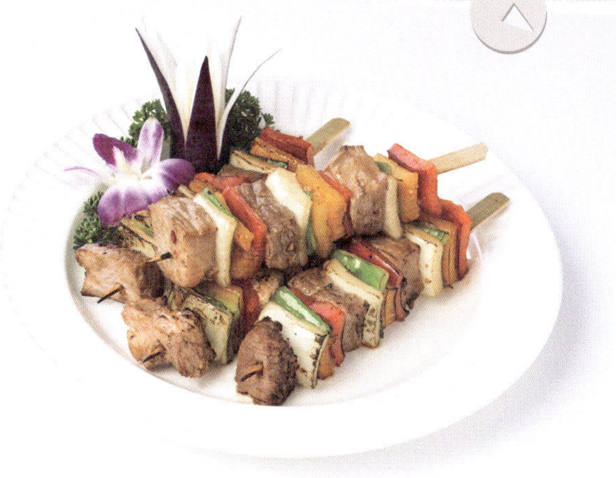

薑黃烤豬肉串

材料

梅花肉	150g
洋蔥	1/2顆
青椒	1/2顆
紅甜椒	1/2顆
白胡椒粉、七味辣椒粉、蜂蜜	少許

醃肉料

紅薑黃粉	1g
市售烤肉醬	2大匙
蜂蜜	1大匙

作法

①材料洗淨，梅花肉切塊加入烤肉醬、紅薑黃粉拌勻醃30分鐘，青椒、紅甜椒磨去籽，連同洋蔥片切塊狀。

②取竹籤依序將青椒、紅甜椒、洋蔥、肉塊串起來，每串3塊肉，遂一串起四支肉串。

③烤箱預熱200℃，肉串放至燒烤架上放入烤箱，中途要翻面刷上烤肉醬，再續烤至熟透（注意不要烤焦）。

④將烤好的肉串盛盤，依個人口味刷點蜂蜜再撒上白胡椒粉、七味辣椒粉，即成。

自製薑黃烤肉醬

取容器放入：蒜末3大匙、辣椒1茶匙、紅薑黃粉1g、醬油6大匙、糖3大匙、烏醋1大匙、香油拌勻，即可。

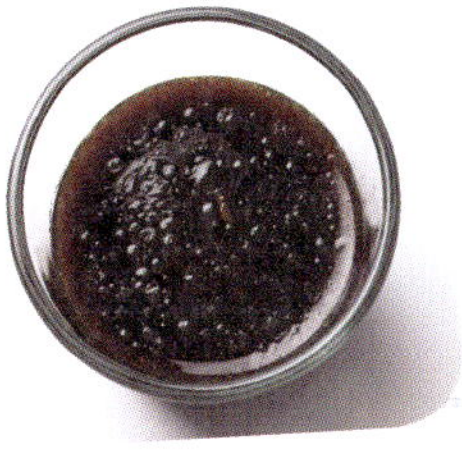

薑黃焗烤鮮魚

材料

鱸魚菲力肉片	1片
雞蛋	1顆
低筋麵粉	20g
奶油	20g
起士絲	30g
巴西利碎	少許

薑黃奶油醬材料

無鹽奶油	20g
低筋麵粉	20g
牛奶	80cc
高湯	80cc
鮮奶油	30cc
帕馬森起士	30g
紅薑黃粉	1g

醃魚料

洋蔥碎	30g
大蒜碎	10g
紅薑黃粉	適量
義大利綜合香料粉、白胡椒粉、鹽、白酒	各少許

作法

①鱸魚片加醃魚料拌勻，用保鮮膜封好，放入冰箱冷藏室略醃，備用。

②取鍋開小火，先入奶油及麵粉炒勻，再分次加入牛奶攪拌均勻，續入高湯、鮮奶油、帕馬森起士、紅薑黃粉，慢火拌勻，煮成薑黃奶油醬。

③取出醃好的鱸魚片，均勻沾裹低筋麵粉及打散的蛋汁。

④另取鍋入奶油，開中火放入魚肉煎至兩面金黃，放進烤皿中，淋上薑黃奶油醬，撒上起士絲和巴西里碎，放入已先預熱至200℃的烤箱中，烤約8～10分鐘，至表面微焦呈金黃色，即可。

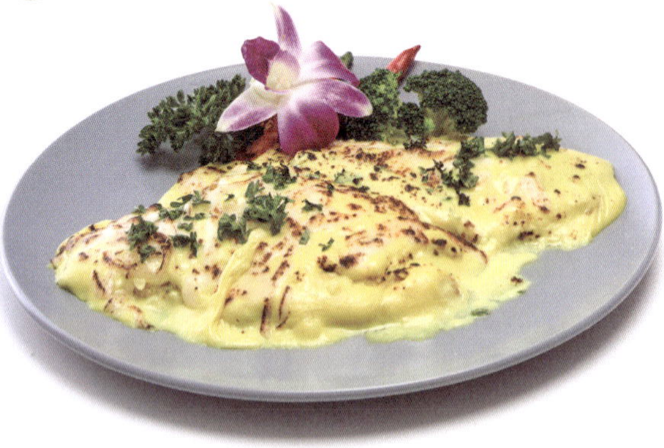

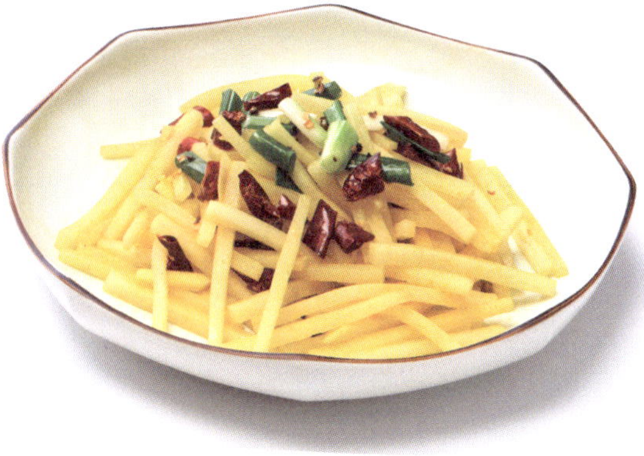

香辣薑黃土豆絲

材料

馬鈴薯	2顆
辣椒	2根
青蔥	1根
蒜頭	3瓣
紅薑黃粉	1g
乾辣椒、花椒、胡椒粒	適量
沙拉油	2大匙
糖	1匙
白醋	1大匙
辣油	1大匙
鹽	1茶匙

調味料

香油、糯米醋	適量
細砂糖、鹽	各少許

（醋、糖、鹽比例約為5：3：2）

作法

①青蔥切蔥花，紅辣椒切絲，蒜頭切片，乾辣椒切段，備用。

②馬鈴薯削除外皮後切絲，用流動消水沖泡2～3次，去除馬鈴薯過多的澱粉，待水清澈後，撈起瀝乾。

③取鍋開小火，倒入沙拉油，再下花椒粒、胡椒粒與乾辣椒段，拌炒至香麻辣味飄散出來。

④改中火下蒜片爆香，再下馬鈴薯絲拌炒，炒到變成有點透明時，放入辣椒絲翻炒一下。

⑤加入紅薑黃粉、醋、糖、鹽調味，拌炒至轉為透明，再入白醋拌炒一下，續下辣油、香油、蔥花，翻炒均匀，起鍋盛盤，即可。

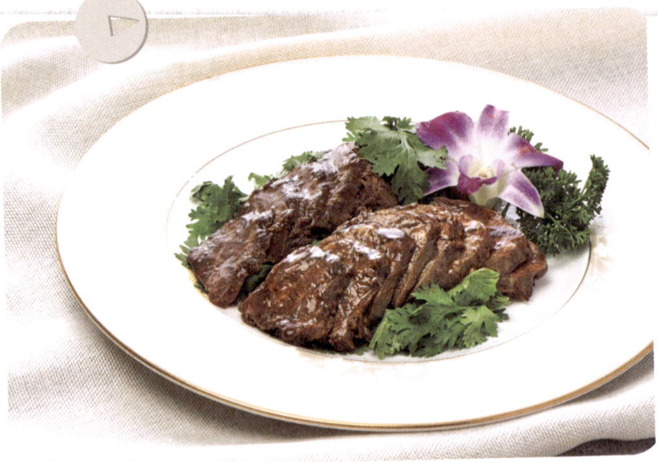

薑黃可樂燒牛腱

材料

牛腱子肉	1500g
紅薑黃粉	1.5g
香菜段	1小把
薑片	2片
蔥	3～4支
八角	2粒
水	適量

調味料

蒸魚醬油	7大匙
蔭油膏	2大匙
可樂	500cc

作法

①材料洗淨瀝乾，牛腱子入沸水鍋汆燙，去除血水，洗淨瀝乾，香菜切段鋪盤底，備用。

②另取鍋入牛腱子、蒸魚醬油、蔭油膏、可樂、紅薑黃粉、薑片、八角、蔥段，再加入水蓋過食材，開大火煮開後，轉小火，續煮10分鐘，蓋上鍋蓋，繼續燜煮至八分熟爛。

③改中大火續煮收汁，熄火放涼後，再切片排盤，淋上滷汁，即可。

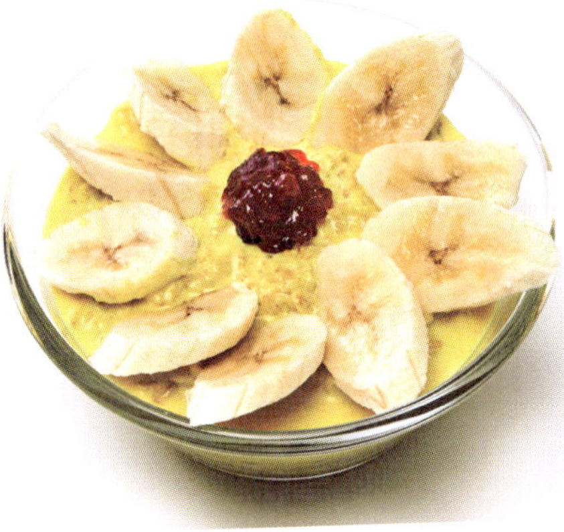

薑黃椰奶燕麥布丁

材料

燕麥片	150ml
牛奶	2杯
香蕉	1根
紅薑黃粉、蜂蜜、莓果醬	適量

作法

①將燕麥片先用少許熱開水泡軟後去水分，再和牛奶、紅薑黃粉混合放入鍋中，先用中火煮至牛奶溘熱後轉小火，一邊熬煮一邊注意攪拌，約煮10分鐘後盛入碗中。

②拌入蜂蜜混合，再放上香蕉切片及莓果醬即可。

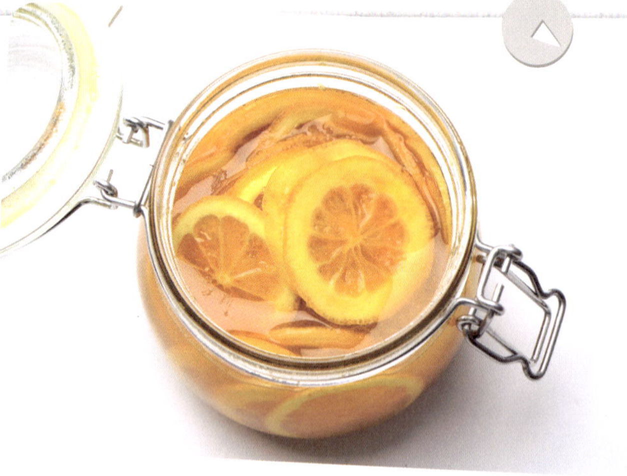

蜂蜜薑黃醃漬檸檬

材料

黃檸檬	2顆
紅薑黃粉、蜂蜜	適量

＊用綠檸檬也可以，但黃檸檬皮較軟，比較不苦，容易入口。
＊另準備洗淨乾燥的玻璃容器盛裝，以及食用小蘇打粉清洗檸檬。

作法

①用小蘇打粉將黃檸檬外皮搓洗乾淨後，用廚房紙巾擦乾，然後靜置一段時間使外皮徹底乾燥。（一定要確定外皮完全乾燥）

②取乾燥的刀子及砧板，將黃檸檬去頭尾，然後切薄片，在玻璃容器中放2、3片檸檬、灑一點紅薑黃粉、倒入蜂蜜，按此步驟將檸檬片全部放入，最後倒入蜂蜜完全將檸檬片覆蓋。蓋上蓋子，放入冰箱冷藏，約12小時即可用冷水沖泡食用。

＊檸檬會慢慢出來，因此建議在三天左右吃完。若已經出水了，每次取用時可以先用乾燥的筷子或攪拌匙稍微拌一下。

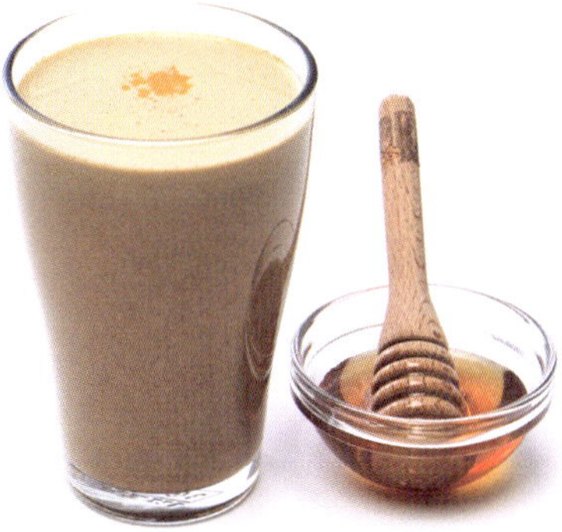

薑黃可可奶

材料

無糖可可粉	1大匙
牛奶	1杯
薑黃粉、蜂蜜	適量
黑胡椒粉	少許

作法

將可可粉過篩後，和牛奶、紅薑黃粉、黑胡椒粉一起放入鍋中用小火慢煮，邊煮邊輕輕攪拌，至可可奶溫熱後即倒入杯中，依個人口味加入蜂蜜飲用。

＊牛奶加熱不宜超過60℃。

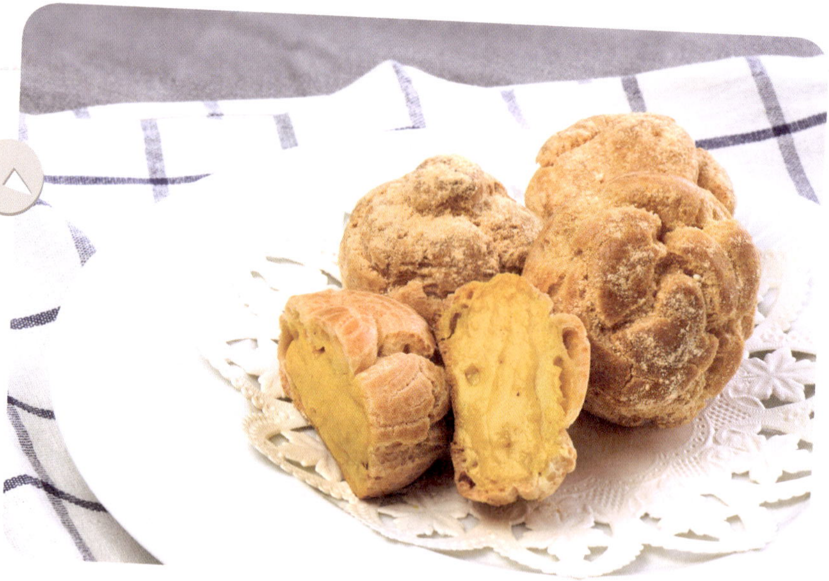

薑黃奶油泡芙

作法

A. 製做泡芙外殼：

①水、奶油、鹽放小鍋，用小火煮沸，滾1分鐘後加入過篩的低筋麵粉，快速不斷攪拌至麵糊不黏鍋熟透，呈透明狀離火，繼續攪拌至麵糊溫度降至65～70℃。

②打散的蛋液分2～3次加入，逐次攪拌均勻後再加下次的蛋液，一直攪拌至蛋液完全溶入麵糊，繼續攪拌至麵糊能舉起呈倒三角形，不會掉漿為止，再將麵糊裝入擠花袋內，均勻擠在烤盤上。

③烤箱預熱200℃，烤盤上的麵糊噴點水，入烤箱以190℃烤20分鐘，再降溫至100℃續烤約20分鐘。

1 烘烤泡芙時，注意要留有空隙，中途不能打開烤箱門，會影響泡芙膨脹成型。

2 可利用烤箱門上外玻璃窗，觀察麵糊表面不再冒細小的水泡，就是烤好了。

B. 製做香草奶油內餡：

①蛋黃打散與其餘所有內餡材料攪拌均勻，用小火慢慢加熱，邊煮邊攪拌，煮至濃稠（隔水加熱也可以）。

②放涼後將香草奶油餡料裝入擠花袋內（放入冰箱冷藏室，冰涼口感更好吃）。

C. 泡芙組合：

在烤好的泡芙底部開孔，擠填入香草奶油餡料，灑上薑黃糖粉盛盤，即成。

薑黃外用小妙方

自古印度人便將薑黃用於治療皮膚疾病及保養肌膚、製成潔牙用品，現代印度的知名大廠製造的苦楝薑黃牙膏和香皂行銷到世界許多國家。最簡單的用法就是把薑黃粉和蒸餾水調勻後（即成薑黃水），用化妝棉沾濕，貼在T字部位及兩頰，濕敷五分鐘，便能達到日常美白肌膚的目的。除此之外，將泡過薑黃的酒精用來擦拭外傷傷口，也具有消毒與消炎的效果。

泡芙外殼 材料

奶油	50g
鹽	2g
水	100cc
低筋麵粉	70g
全蛋液	2顆
薑黃糖粉（1:50）	適量

（以上材料約做成6～8粒）

香草奶油內餡 材料

牛奶	220cc
玉米粉	20g
紅薑黃粉	1g
香草精	1cc
白砂糖	50g
蛋黃	2個
奶油	5g

薑黃面膜

在美容保養圈的愛好者中，很流行自行在家依照不同肌膚保養目的，調製出各種配方的自製薑黃面膜。

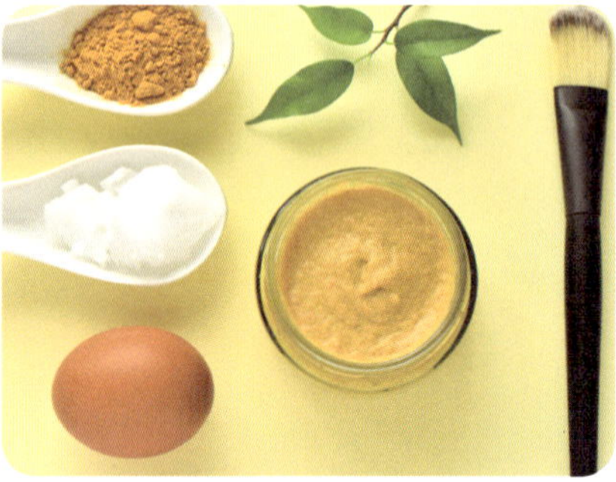

•蛋白抗皺面膜•

1大匙紅薑黃粉、1茶匙椰子油和1顆蛋白充分調勻即可，有助於緊實肌膚、撫平皺紋。

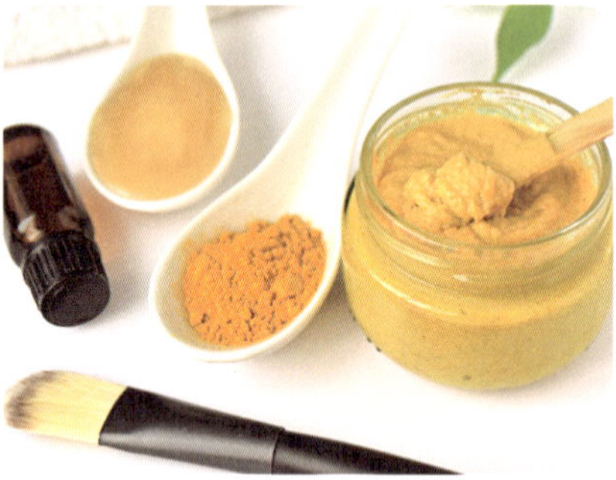

•茶樹淨痘面膜•

將1茶匙紅薑黃粉、1茶匙蜂蜜、1茶匙椰子粉，以及2～3滴茶樹精油充分調勻即可，適合用來護理油性皮膚痘痘肌。

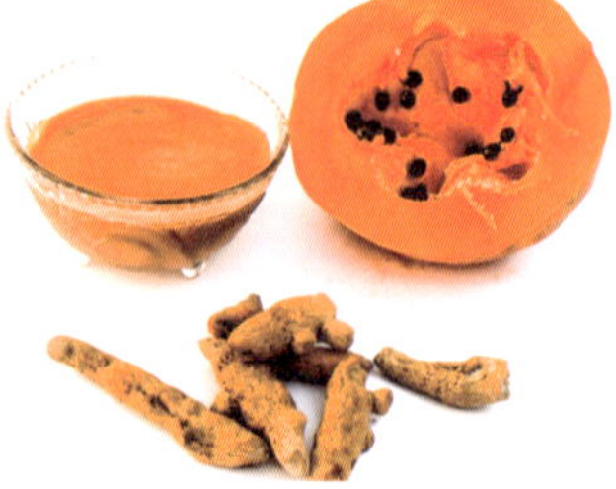

•木瓜美白面膜•

將1/2杯熟木瓜和1/2大匙紅薑黃粉在玻璃碗中充分混合成糊狀，在臉上敷10分鐘後以清水洗淨。

薑黃按摩油

用薑黃油按摩身體，不僅可以放鬆肌肉，對改善肌膚瑕疵也很有幫助。
製作薑黃按摩油有三種方式：

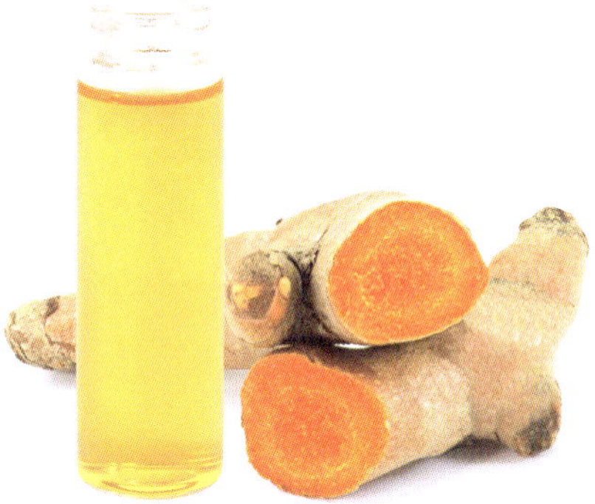

1 將數滴薑黃精油加入基底按摩油（如荷荷芭油、甜杏仁油）中調勻；
2 將適量薑黃粉加入基底按摩油中調勻；
3 將約2杯的椰子油（或橄欖油、杏仁油）置於鍋中，加入剛磨好的新鮮薑黃泥，一邊以微火加熱，一邊不停攪拌，避免薑黃泥燒焦，約一分鐘後關火，靜置冷卻後即可裝入乾淨的瓶中。放在乾燥陰涼處保存，盡快使用。

薑黃潔牙粉

將紅薑黃粉、食用小蘇打粉、椰子油按2:1:1的比例調成糊狀，放陰涼處保存即可（椰子油在74～76℃左右呈液態）。除了清潔、美白牙齒之外，還可以抗菌和預防牙齦發炎。

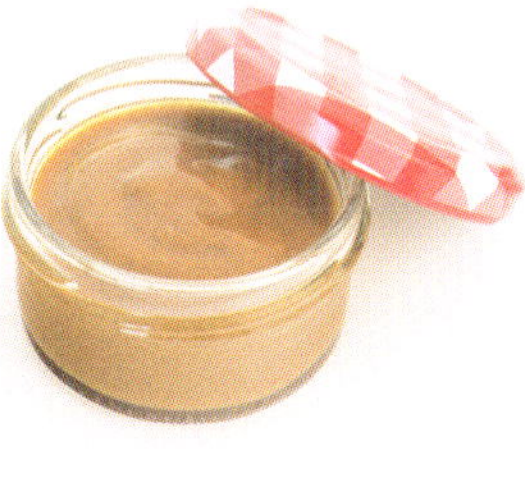

國家圖書館出版品預行編目（CIP）資料

每天一匙薑黃抗百病：「百藥之王」提升自癒力的神奇食物！/ 謝瑞裕、詹博恩、周承俊著. -- 第二版. -- 新北市：大樂文化有限公司，2025.08
192 面；14.8×21 公分. --（優渥叢書；Health 014）
ISBN 978-626-7745-08-3（平裝）
1. 健康食品　2. 薑黃素　3. 食療
411.373　　114008856

Health 014

每天一匙薑黃抗百病（熱銷再版）

「百藥之王」提升自癒力的神奇食物！

（原書名：每天一匙薑黃抗百病）

作　　者／謝瑞裕、詹博恩、周承俊
監　　修／鄭為仁
封面設計／蕭壽佳、蔡育涵
內頁排版／李佳雯（賀賀工作室）、楊思思
責任編輯／張淑萍
主　　編／皮海屏
發行專員／張紜蓁
業務專員／王薇捷
財務經理／陳碧蘭
發行經理／高世權
總編輯、總經理／蔡連壽

出 版 者／大樂文化有限公司
地址：220 新北市板橋區文化路一段 268 號 18 樓之 1
電話：（02）2258-3656
傳真：（02）2258-3660
詢問購書相關資訊請洽：2258-3656
郵政劃撥帳號／50211045　戶名／大樂文化有限公司

香港發行／豐達出版發行有限公司
地址：香港柴灣永泰道 70 號柴灣工業城 2 期 1805 室
電話：852-2172 6513　傳真：852-2172 4355

法律顧問／第一國際法律事務所余淑杏律師
印　　刷／韋懋實業有限公司

出版日期／2020 年 09 月 24 日 第一版
2025 年 08 月 28 日 第二版
定　　價／320 元　（缺頁或損毀的書，請寄回更換）
I S B N／978-626-7745-08-3

大樂文化

大樂文化